《肉牛常见人畜共患病防治指南》
编 委 会

主　编

王建东　　宣小龙　　梁小军

副主编

陈春宁　　田晓霞　　张毅龙　　姜玉芳　　何红艳　　郭亚男　　陈志龙

龚振兴

编　者

高海慧　　李知新　　何治富　　刘彩凤　　康晓冬　　蔡东东　　黎玉琼

于有利　　侯鹏霞　　徐秉信　　谢建亮　　胡玉荣　　吴兰慧　　李毓华

宋学功　　金录国　　马　科　　蒯淑霞　　曹晓真　　李生虎　　赵正伟

王秀琴　　陈海燕　　高建龙　　周海宁　　白丽娟　　马小明　　于　洋

张俊丽　　张久盘　　施　安　　张　坤　　王　乐

王建东　宣小龙　梁小军 主编

肉牛常见人畜共患病防治指南

ROUNIU CHANGJIAN RENCHU GONGHUANBING
FANGZHI ZHINAN

黄河出版传媒集团
阳光出版社

图书在版编目（CIP）数据

肉牛常见人畜共患病防治指南 / 王建东，宣小龙，
梁小军主编. -- 银川：阳光出版社，2023.4
ISBN 978-7-5525-6772-4

Ⅰ.①肉… Ⅱ.①王… ②宣… ③梁… Ⅲ.①肉牛 -
牛病 - 人畜共患病 - 防治 - 指南 Ⅳ.①R535-62
②S858.23-62

中国版本图书馆CIP数据核字（2023）第058551号

肉牛常见人畜共患病防治指南　　　　　王建东　宣小龙　梁小军　主编

责任编辑　马　晖
封面设计　石　磊
责任印制　岳建宁

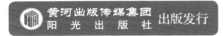

黄河出版传媒集团　阳　光　出　版　社　出版发行

出 版 人　薛文斌
地　　址　宁夏银川市北京东路139号出版大厦（750001）
网　　址　http://www.ygchbs.com
网上书店　http://shop129132959.taobao.com
电子信箱　yangguangchubanshe@163.com
邮购电话　0951-5047283
经　　销　全国新华书店
印刷装订　宁夏银报智能印刷科技有限公司
印刷委托书号　（宁）0025854

开　　本　720mm×980mm　1/16
印　　张　15
字　　数　220千字
版　　次　2023年4月第1版
印　　次　2023年6月第1次印刷
书　　号　ISBN 978-7-5525-6772-4
定　　价　58.00元

前　言

改革开放40年来，我国畜牧业转型升级步伐加快，保供给、保安全、保生态能力持续加强。特别是在肉牛养殖领域，随着国外良种肉牛的引进和设施养殖的推广，我国肉牛养殖发展突飞猛进，养殖肉牛已成为广大养殖户致富的重要途径之一。肉牛的大量流通和频繁交易，使肉牛常见人畜共患病散在多发，不仅严重危害肉牛产业健康持续发展，而且危害人类健康。1984年在英国发生的疯牛病，通过动物、动物产品、动物源性饲料，传染到26个国家，大概20万头牛受到疫病的影响，为了终止疫病的暴发被销毁。1849年发现的炭疽，已遍布全世界，至今无法完全消除，肉牛和人炭疽病例时有发生。布鲁氏菌病（布病）、结核病、棘球蚴病等在我国仍有发生，对畜牧业健康发展和公共卫生构成威胁。加强肉牛人畜共患病防控，提高我国公共卫生水平，保障从业人员生命健康安全，减少养殖户经济损失，是广大兽医工作者面临的一项重要任务，也是全面推进乡村振兴，实现中华民族伟大复兴的重要内容。

人畜共患病是指人类和畜禽之间自然感染与传播的疾病。随着对自然的不断认识和与野生动物间的频繁接触，自20世纪70年代以来，全球范围新出现传染病和重新出现的60多种传染病种，多半以上来自野生动物，其凶猛程度更甚于前者，如2003年的SARS病毒，给中国造成了253亿美元的经济损失，当时整个东亚地区的国内生产总值（GDP）下降了2%；2020的新型冠状病毒，不断变异、肆虐全球，经世界卫生组织统计，截至2022年10月20日，已感染623 470 447人，死亡6 551 678人。早在1979年世界卫生组织和联合国联农组织已将"人畜共患病"这一概念扩大为"人兽共患病"，"人畜共患病"这一概念医学界已不再使用。编者从肉牛产业健康发展和公共卫生安全的角度编写本书，沿用了"人畜共患病"这一概念。

肉牛与人类之间的人畜共患病宿主动物广泛，可以通过直接接触、呼吸、食入、虫媒等途径传播，病畜本身、接触过的物体、呼出的飞沫、污染的食物和水等都可造成感染，甚至有些病传播途径、感染源、中间宿主至今尚未明确，传播途径无法有效切断，目前仍未得到完全控制。在我国布鲁氏菌病、结核病、炭疽感染兽医从业者、饲养人员不胜枚举，严重威胁着生命安全，给对肉牛养殖业带来巨大的经济损失，炭疽造成大批肉牛死亡、扑杀，布病、结核病导致能繁母牛流产、淘汰。食源性病原微生物时刻威胁人身健康，真菌病造成皮毛质量下降甚至弃用。随着世界养牛业的发展和社会的进步，肉牛与人类间的人畜共患病防治形势更加严峻，新的人畜共患病不断出现，旧的人畜共患病局部流行严重。为了使广大兽医工作者和肉牛饲养人员重视人畜共患病工作，掌握人畜共患病的基本知识和最新进展，加强对人畜共患病防控工作的研究并采取针对性措施，切实提高防控能力和工作水平，促进肉牛养殖健康发展，保障人民身体健康和公共卫生安全，我们编写了本书。

考虑到指导肉牛人畜共患病防治的实际需要，本书在结构上由人畜共患病概述、病毒性人畜共患病、寄生虫类人畜共患病、细菌性人畜共患病、真菌性人畜共患病5部分组成，共列入常见的13类肉牛人畜共患病。

在本书编写过程中，参阅了《动物传染病学》《兽医临床诊断学》等专业书籍，在此向各位作者表示衷心感谢。本书编写过程中得到"财政部和农业农村部：国家现代农业产业技术体系资助（CARS-37）""农业高质量发展和生态保护科技创新示范课题——肉牛高效繁殖技术研究（NGSB-2021-12-03）""宁夏青年拔尖人才项目"的支持，在此一并表示感谢！

由于编者水平有限，书中还有疏漏之处，敬请读者批评指正。

目 录

第一章　人畜共患病概述

第一节　人畜共患病概念及分类

一、人畜共患病概念

（一）人畜共患病（zoonosis）

人畜共患病是由同一种病原体引起，流行病学上相互关联，在动物和人之间自然传播的疾病。传统的人畜共患病是指人类与人类饲养的畜禽之间自然传播的疾病和感染的疾病。但是20世纪70年代以来，全球范围新出现传染病（emerging infectious diseases，EID）和重新出现传染病（re-emerging infectious diseases，R-EID）达到60多种，这些传染病不仅仅是人类与其饲养的畜禽之间存在共患疾病，而且与野生脊椎动物之间也存在不少共患疾病，后者甚至在猛恶程度上甚于前者。于是，1979年世界卫生组织和联合国粮农组织将人畜共患病定义为人类和脊椎动物之间自然感染与传播的疾病。

（二）人畜共患病特点

1. 第一个特点

由共同病原体引起。病原体是指细菌（革兰氏阳性菌、阴性菌）、立克次氏体、螺旋体、真菌、病毒、寄生虫（线虫、绦虫、原虫）等微生物或寄生虫。非生命的致病因素不包括在内。据统计，对动物和人有害的病原微生物有500多种，动物和人一生要发生100多次感染，但致病的感染一般只有5~10次，这主要是动物和人的抗病屏障（皮肤、黏膜、白细胞、抗体）发挥作用。

2. 第二个特点

在流行病学上，动物是人类疾病发生、传播必不可少的环节，病原突破了人类的种间屏障，动物和人类对病原体都具有易感性，属于动物源性疾病。按照疾病传播的生物通道，可以分为4种情况：第一种情况为病原体主要贮存于动物，以动物发病为主，人类偶尔可感染发病，但人与人之间不传播或几乎不传播，即动物→人，例如狂犬病、棘球蚴病、炭疽、布鲁氏菌病以及早期发现的人感染禽流感病例；第二种情况为病原体既可以贮存于动物，也可以贮存于人类，动物、人类都可以发病和互相感染，即动物→人→人→动物，例如结核病；第三种情况为病原体主要贮存于人类，并引起人的感染，但亦可波及动物，例如疟疾、登革热等虫媒性传染病；第四种情况为病原体为完成生活史，在传播环节中人和动物都是必不可少的，例如猪囊虫病、森林脑炎。以上这些对进行人畜共患病流行病学调查，分析传染源在流行病学上的权重，采取防控措施都十分重要。

3. 第三个特点

病原体在人和动物之间是自然传播，以接触感染方式为主，可以是直接接触（皮肤和黏膜），也可以是通过媒介（生物或机械媒介）间接接触（呼吸道、消化道、虫媒）。皮肤和黏膜传播是指皮肤和黏膜接触发病动物或发病动物含有病原的分泌物、排泄物及其污染的物品和环境，病原体通过皮肤和黏膜侵入，如被狂犬咬伤、接生布病羔羊、抚摸发病动物、接触病原污染的水源等，通过破损的皮肤而发生感染；呼吸传播是指病原微生物通过飞沫、尘埃飘浮于空气中，通过呼吸道将病原体吸入体内感染发病，如肺结核、肺炭疽；食入传播是指病原体以饮水和食物为媒介物，经消化道食入，如沙门氏菌感染过的肉和蛋、布鲁氏菌病病畜的肉和乳以及被病原体污染的饲料和蔬菜等。目前我国发生的一些炭疽，都是农民在宰杀病死动物过程中，因手忙而把刀背含入口中造成的黏膜感染。虫媒传播是指病原体以生物媒介进行传播，又包括两种方式，一是病原体在虫媒体内没有发育和繁殖，只是通过昆虫的口器、消化道机械传播，如肠道性细菌性感染等；二是病原体在虫媒体内经过发育和繁殖，再感染宿主，如森林脑炎、乙脑等。

（二）人畜共患病分类

1. 人畜共患病种类

世界证实的人畜共患病有250多种，由联合国确定的在公共卫生方面具有重要意义的人畜共患病有89种（细菌病20种、病毒病27种、立克次体病10种、原虫病和真菌病5种、寄生虫病22种、其他疾病5种），其中目前在许多国家流行、危害严重的人畜共患病有近40种。我国已证实的人畜共患病约有130种，并于2009年颁布中华人民共和国农业部第1149号公告，制定《人畜共患传染病名录》，共计26种，分别为牛海绵状脑病、高致病性禽流感、狂犬病、炭疽、布鲁氏菌病、弓形虫病、棘球蚴病、钩端螺旋体病、沙门氏菌病、牛结核病、日本血吸虫病、猪乙型脑炎、猪Ⅱ型链球菌病、旋毛虫病、猪囊尾蚴病、马鼻疽、野兔热、大肠杆菌病（$O_{157}:H_7$）、李氏杆菌病、类鼻疽、放线菌病、肝片吸虫病、丝虫病、Q热、禽结核病、利什曼病。

2. 人畜共患病分类方法

人畜共患病种类繁多，对其按一定规律进行分类，便于认识、研究、控制和消灭。人畜共患病分类的方法很多，有学术上的分类，也可以从防控需要进行分类。目前，主要根据病原的种类、病原生活史及病原的宿主进行分类。

（1）病原学分类

①病毒性人畜共患病 由病毒引起的人畜共患病，占较大比例，是人类健康的最大危害。病毒是一类非细胞形态微生物，专性细胞内寄生，可将其分为DNA病毒性人畜共患病、RNA病毒性人畜共患病和阮病毒人畜共患病。如以中东呼吸综合征冠状病毒、西尼罗病毒、基孔肯雅病毒为代表的人畜共患病病毒，对全球公共卫生健康产生了巨大的威胁；狂犬病、口蹄疫、高致病性禽流感、SARS病毒引起的非典型肺炎（严重急性呼吸综合征）等，均为病毒性人畜共患病。

②细菌性人畜共患病　由细菌引起的人畜共患病。细菌是单细胞原核型微生物，具有一定的细胞结构和功能。病原体内有两种遗传物质（DNA和RNA），具有完整的细胞结构。有的寄生在细胞内，有的寄生在细胞外。如结核病、炭疽、沙门氏病、猪链球菌病、布氏杆菌、钩端螺旋体等，均为细菌性人畜共患病，主要传染源是鼠类、畜禽及其肉、蛋、奶产品。

WHO（世界卫生组织）公布主要人畜共患细菌病有沙门氏菌、弯曲菌、炭疽、布鲁氏菌、结核分枝杆菌、大肠杆菌、钩端螺旋体、鼠疫杆菌、志贺氏菌、土拉弗朗西斯菌。

③寄生虫人畜共患病　由寄生虫引起的人畜共患病。寄生虫是一个生命体，能够独立完成生命活动所需要的全部基本功能，如运动、代谢、生殖等。该病可分为原虫病、蠕虫病（吸虫病、绦虫病、线虫病）、外寄生虫病等。如弓形体病、旋毛虫病、绦虫病、包虫病等，传染源主要是原虫、吸虫、线虫和绦虫等。

④衣原体（立克次氏体）人畜共患病　由衣原体、立克次氏体等引起的人畜共患病。衣原体、立克次氏体是一类专性细胞内寄生的原核细胞微生物，如引发人畜共患的鹦鹉热，就是由鹦鹉热衣原体所致，人感染鹦鹉热衣原体后会后出现发热和肺炎；由立克次氏体引起的恙虫病是一种恶性流行性人畜共患病，以突然发热、溃疡、淋巴结肿大和皮疹为特征，如不及时治疗，可引起较高死亡率。

⑤真菌性人畜共患病　由真菌引起的人畜共患病。真菌是一种真核生物，真菌的细胞有含甲壳素（又叫几丁质、甲壳素、壳多糖）为主要成分的细胞壁。真菌性人畜共患病也是一种能引起人类致死性感染的疾病，如念珠菌病、皮癣等。

（2）病原生活史分类

①直接传播性共患病　指病原体在脊椎动物和人之间通过直接接触、媒介物和机械性媒介昆虫传播的人畜共患病。病原体本身在传播过程中基本不增殖，也没有经过必要的发育阶段，如狂犬病、口蹄疫、布鲁氏病、炭疽和结核病等。

②循环传播性共患病　指病原体为完成其生活史需要有一种以上的脊椎动

物宿主参与，但不需无脊椎动物参与的人畜共患病，如钩绦虫病、棘球蚴病和旋毛虫病等。

③媒介传播性共患病 指病原体的生活史中必须有脊椎动物和无脊椎动物共同参与才能完成的人畜共患病。病原体在无脊椎动物体内繁殖或发育，在完成一定的发育史、经过一个潜伏阶段后才能传给另一脊椎宿主，如大多数虫媒病毒感染（如乙脑、森林脑炎等）和Q热、肺吸虫病等。

④腐物传播性共患病 指病原体的生活史需要有一种脊椎动物宿主和一种非动物性的滋生地或贮存者（如污水、饲料、食品、土壤和植物等）的人畜共患病，如肉毒梭菌中毒症、各种真菌病等。

（3）病原的宿主分类

①动物源性人畜共患病 指由动物为传染源的人畜共患病，通常在动物间传播，偶尔感染人的人畜共患病，如狂犬病、鼠疫、布鲁氏病等。这种人畜共患病，人多为死角宿主。

②人源性人畜共患病 指由人为传染源的人畜共患病，通常在人类之间传播，偶尔感染某种动物的人畜共患病，如人型结核病、阿米巴病等。这种人畜共患病，动物往往为死角宿主。

③互源性人畜共患病 指在人间、动物间及人和动物间均可传播的人畜共患病，如日本血吸虫病、葡萄球菌病等。这种人畜共患病，人和动物都可能成为传染源。

④真性共患病 指病原体必须以人和动物分别作为终末宿主和中间宿主的人畜共患病，即病原体必须通过人和动物两种宿主才能完成其生活史。只有人的猪肉绦虫病和牛肉绦虫病。

第二节 人畜共患病危害及流行特征

据统计，全世界每年1 700万人死于传染病，95％集中在发展中国家，其中主要的传染病都是人畜共患病，仅结核病每年造成310万人死亡，25％的人感染弓形虫病，1万多人死于狂犬病。布鲁氏病在发展中国家危害十分严重，蒙古国牧民的血清学阳性率在30％左右，感染率很高，身体健康受到严重损害。我国也是人畜共患病危害很重的国家，牧区羊的棘球蚴病感染率高达20%～40%，被称为牧民的"癌症"；奶牛的结核病、布鲁氏病随着奶业的发展迅速扩散，很多农民感染，多处暴发流行；血吸虫病在我国南方12个省流行，疫区受威胁人口6 000万，中华人民共和国成立以来发病1100万人；狂犬病疫情也有扩散趋势，引起恐慌；鼠疫、疟疾、登革热等的危害也有加重趋势。

一、人畜共患病危害

1. 直接引起人和动物的发病、死亡

人畜共患病的危害首先是对人类健康和安全造成的威胁。历史上曾有多次人畜共患病大流行，如强大的古罗马帝国因鼠疫大流行，而致人口死亡过半。中世纪欧洲多次发生鼠疫，人的死亡率达40%～60%。人类历史上有记录的死亡人数超过10万的瘟疫40多次，死亡超过50万人的20多次，死亡超过1 000万人的6次。西方国家近几年疯牛病也此起彼伏。美国疾病预防与控制中心报告2003年6月初，美国因草原大鼠等野生啮齿动物引发了猴痘疫情。1988年1月至3月，我国上海市发生了一次世界历史上罕见的甲型肝炎暴发流行事件，几乎每天发病人数均超过10 000例，共有310 746人发病，31人直接死于本病，其原因是因吃毛蚶而感染。2005年，四川暴发的人、猪链球菌病导致206人感染，38人死亡。2006年，北京市发生了群体性感染广州管圆线虫病事件，其原因是食用凉拌福寿螺引起的。我国卫生部最近公布的2008年上半年全国重点传染病疫情中，位居死亡数和病死率前列的是狂犬病。

人畜共患病不但直接或间接地危害人类的身体健康，而且可以造成大批畜禽的死亡，也会对经济造成巨大的损失，严重地影响畜牧业的发展。亚洲开发银行评估，SARS给全球带来的经济损失高达300亿美元，其中亚洲高达280亿美元，对中国经济损失至少使GDP降低0.8个百分点。1997年，我国香港特区

发现人感染禽流感病毒（H5N1）；2004年，高病性禽流感在我国再度流行，被销毁和死亡的家禽达数千万羽。人畜共患病对畜牧业安全生产的危害造成的巨大直接损失，体现在患病动物生产性能下降，如布氏杆菌病、结核病可导致母畜不孕、流产，使用寿命缩短；间接损失主要体现在影响消费者心理，造成恐慌。如2005年的猪链球菌病导致畜牧业生产不景气。2006年的禽流感，致使人们不敢食用鸡肉，养禽市场萎缩，部分养殖场经营困难等。

2. 间接造成重大社会灾难和恐慌

历史上曾有多次人畜共患疾病大流行，给人类造成巨大灾难。如鼠疫曾有过两次世界性大流行，死亡者达数千万人，造成社会的极大恐慌和动乱。迄今仍有包括美国在内的一些国家有鼠疫的散在流行，对人类健康构成巨大威胁。1994年9月印度古吉拉特邦的新兴工业城市苏拉特市暴发了鼠疫，尽管初期仅有30余人死，但造成了30多万人逃离该城市，印度全境陷入持续的恐慌和动荡不安，各国也纷纷采取措施限制与印度的往来。据权威人士统计，有史以来，全世界死于鼠源性疾病的人数远远超过直接死于各次战争的人数。自公元520年至20世纪40年代，死于鼠疫的人数达1.5亿。

3. 人畜共患病引发食品安全及公共安全问题

人畜共患病一个重要的传播途径就是食入感染，食源性病原微生物是畜产品安全的一个重要内容。1996年日本 O_{157} 大肠杆菌致出血性肠炎10 d 内有6 200名学生感染，死亡多人。很多国家的人畜共患病危害严重，主要是生活习惯不科学，畜产品受到污染造成的。2006年，卫生部通过中国疾病预防控制中心收到的全国食物中毒报告596起，中毒18 063人，死亡196人，涉及100人以上的食物中毒17起；2007年，卫生部共收到全国食物中毒报告506起，中毒13 280人，死亡258人，涉及100人以上的食物中毒11起；2008年，全国食物中毒报告131起，中毒13 095人，死亡151人，涉及100人以上的食物中毒13起。其中由细菌造成的中毒事件所占比例最高，这些细菌主要包括沙门氏菌、变形杆菌、金黄色葡萄球菌、副溶血性弧菌和李斯特菌等。由此可见，人畜共患病细菌是引起食源性疾病的主要原因之一，已成为威胁人们健康的重要公共卫生问题。

二、人畜共患病的流行特征

人畜共患病具有群发性、职业性、区域性、季节性及周期性五大特征，为了做好人畜共患病的防控，就要了解人畜共患病的流行特点和流行规律，做到有的放矢。人畜共患病除了基础的五大特征外，还有以下流行性特点。

1. 人畜共患病的流行与畜牧业的发展息息相关

畜牧业发展了，畜禽养殖量增加，人畜共患病发生的概率也随之增加。在畜耕为主的年代，以马属动物为传染源的马传贫、马鼻疽等疫病较多发生，而在机械化程度很高的今天，以农耕牲畜为主的传染病就相对发生少。相对养殖量的增加，以畜为传染源的疫病就发生得多。例如山西省2002年全省羊的饲养量为923万只，羊感染布鲁氏病（以下简称"布病"）的阳性率为1.3%，人间布病患者2 673例；到了2008年全省羊的饲养量为1 167万只，羊感染布病的阳性率为3.4%，人间布病患者4 834例。在全国范围内也一样，内蒙古是养殖大省，布病患者最多，使得布病呈现北高南低的现象。当然布病的发生也不单单与养殖量相关，也与检疫工作等其他因素分不开。

2. 人畜共患病的流行与季节有关

许多人畜共患病的流行受季节的影响，主要是因为这些疫病受畜禽生产季节性周期、生物媒介、气候等多种因素的影响。例如布病主要在春季产羔季节暴发流行，这是因为布病的发生和流行，与气候关系非常密切，气候恶劣、水草不足，病畜抵抗力下降，容易发生流产，增加传染机会，又使健康畜体质减弱，对布病易感。寒流、酷热等因素也影响人的抵抗力而发病。

3. 人畜共患病的流行与地域有关

人畜共患传染病多是自然疫源性疾病，其发生与宿主动物和疫源地的分布密切相关，表现出明显的区域性特征。当然也与生态环境、动物品种与数量、人类活动方式与生活习惯等密切相关。如牧区犬和羊交叉感染造成棘球蚴病的流行；南方蚊子等生物媒介多，疟疾、登革热易于流行；北方牧区牛羊饲养量大，布病易于流行，就呈现出布病南高北低的现象；动物狂犬病的发生主要以长江为界呈南高北低；2005年猪Ⅱ型链球菌病则在四川部分地区暴发。

4. 人畜共患病的流行与社会因素有关

社会因素在人畜共患病的流行环节中占有一定的作用，特别是市场因素，市场需求左右养殖动向，市场行情好，养殖积极性高，防疫工作就做得好；相反，则不然。为了减少成本，养殖户不愿进行免疫，从而增加了疫病流行的概率。另外市场流通、人员流动也是人畜共患病难以根除的主要原因。当前市场经济十分活跃，畜禽和畜产品流通频繁，收购者走村串户，畜牧站缺乏必要的诊断手段，动物和动物产品交易频繁，特别是跨省跨地区，势必增加了人畜共患病流行的机会。

5. 人畜共患病的流行与生产活动有关

生产活动越频繁，人畜共患病发病概率越大。例如布病的流行在6—7月份比较集中，主要与人们的生产活动有关。人畜共患病的流行也受人们的卫生科学知识和生活习惯的影响，同样以布病为例，由于养殖者在养殖生产过程中不注意卫生习惯，而感染的病例屡见不鲜。例如农民在喂饲羊或接产羊羔后不洗手、不消毒等，人畜同居、人畜同饮一水源、人畜同用一器具等不良习惯，极易造成人的感染。

6. 人畜共患病的发生有一定的职业性

不同的人畜共患传染病感染动物种类不同，因此动物感染谱在人畜共患传染病的传播中有鲜明特点。大多数人畜共患传染病起源于动物，人感染通常与接触患病动物或产品有关，表现出一定的职业性，从事饲养、加工、实验室工作的人员及兽医等常常为高发人群。布病患者大多数为与羊只有密切接触史的牧羊、贩羊、喂羊、剪羊毛的农民，布病患者主要集中在养殖生产和皮毛收购加工人员。例如曾对山西省天镇县和阳高县的一次调查数据统计显示，天镇县患病人群职业分布情况：农民303人、放羊及屠宰人员32人、学生20人、兽医防疫人员4人、学前儿童和工人均为3人、司机和民工均为2人、乡镇干部1人；阳高县患病人群职业分布情况：养殖户为97人，从事活羊及产品贩运、屠宰人员

72人，其他人员患病较少为18人。

影响人畜共患传染病的因素不是单一的，而是相互关联的，在人畜共患病的防治工作中，不能强调某一因素，而忽略了其他因素。因为人畜共患传染病涉及公共卫生问题，关系到医学和兽医学问题，还关系到许多社会问题，所以人畜共患传染病的防控也不是某一部门的任务，而是需要全社会力量的广泛参与、支持，才能有效地防控人畜共患传染病。

第三节　人畜共患病的监测诊断及防控措施

人畜共患病监测是在诊断基础上，对疫情进行长期的统计、分析和对比，研究影响疾病发生、传播、流行的因素，明确流行规律，指导疫病风险分析。人畜共患病监测是防控工作的一个重要方面，意义重大。人畜共患病预防就是运用流行病学基本知识，采取阻断疾病发生和传播的措施，始终坚持"预防为主，防重于治"的原则。

一、人畜共患病的监测与诊断

（一）人畜共患病的监测

人畜共患病的监测是分析人畜共患病的疫源的分布和流行规律，发现疫情隐患，指导开展风险评估，发布预警预报，有针对性地开展人畜共患病的防控工作。人畜共患病的监测主要有以下几个方面。

1. 健全监测和报告体系，强化疫情监测与报告，防止疫情扩散

第一个阶段是发现疾病。有两种方法：一种是主动监测，就是对动物进行变态反应试验，或采集样品，进行病原学和血清学诊断，发现感染情况；另一种方法是被动监测，就是对发病动物进行鉴别诊断，确定疫情后进行归类。

第二个阶段是统计分析疫情。对发现的疫情数据进行统计分析，运用流行病学知识，发现和总结流行规律。

2. 建立多部门联动，加强人间疫情监测，总结流行规律

人间疫情是揭示动物和人畜共患病疫情的重要方面，是动物疫情的重要显示器。因此，要注意人间疫情的发展变化情况，完善动物人畜共患病疫情的监测。人间疫情监测的主要方法就是对卫生系统公布的人畜共患病疫情进行统计和分析。在条件允许并必要时，兽医和卫生部门可同步进行监测，形成卫生、执法与农业多部门联动机制，信息互通，及时发现和总结人畜共患病的流行规律。

（二）人畜共患病的诊断

对人畜共患病必须在早期就能作出正确的诊断，正确诊断是及时隔离和采取有效治疗的基础，从而防止其扩散，特别是鼠疫、霍乱等烈性传染病以及禽流感，对首例的诊断具有重要意义。诊断方法主要通过掌握发病的临床特点、流行病学调查，配合实验室检测，经过综合分析，得出正确的结论。

1. 临床症状及特点

很多人畜共患病有典型的临床症状，如狂犬病的神经症状、有攻击人的行为，炭疽的败血症病变导致的天然孔出血，结合临床症状加以综合分析，依其潜伏期长短，起病的缓急，发热、皮疹特点，中毒症状、特殊症状及体征可作出初步诊断。

2. 流行病学资料统计

任何区域和动物群体发生疾病，都有病原体侵入途径，要从疾病传播途径、发病地区、发病季节、既往传染病情况、接触史、预防接种史，还包括感染主体的年龄、职业、流行地区旅居史等流行病学资料进行分析，结合临床资料的归纳分析，有助于临床诊断。

3. 实验室检查

（1）病原体检查　几乎所有的人畜共患病都有明确的病原体，病原体的证实和分离是确定诊断的可靠手段。但是由于动物体内可能会有多种病原体，如动物一生可能有100多次病原体感染，但发病的也只有几次。因此，病原学诊断应以血清学诊断和临床症状等流行病学资料为基础，根据人畜共患病的分类不同，取血液、尿、粪及活检组织等进行培养与分离鉴定。细菌能在普通培养基或特殊培养基内生长，病毒及立克次氏体必须在活组织细胞内增殖，培养时根据不同的病原体，选择不同的组织与培养基或动物接种。弓形虫、旋毛虫、猪囊尾蚴病、肝片吸虫、丝虫病等寄生虫性病原体可在镜下查到及时确定诊断。

（2）免疫学检查　是一种特异性的诊断方法，广泛用于临床检查，以确定诊断和流行病学调查。血清学检查可用已知抗原检查未知抗体，也可用已知抗体检查未知抗原。抗体检查抗原的称反向试验，抗原抗体直接结合的称直接凝集反应，抗原和抗体利用载体后相结合的称间接反应。测定血清中的特异性抗体需检查双份血清，恢复期抗体滴度需超过病初滴度4倍才有诊断意义。免疫学检查为特异抗体检测，包括：①直接凝集试验；②间接凝集试验；③沉淀试验；④补体结合试验；⑤中和试验；⑥免疫荧光检查；⑦放射免疫测定，⑧酶联免疫吸附试验。

（3）分子生物学检测　利用同位素^{32}P或生物素标记的分子探针可以检出特异性的病毒核酸。近年发展起来的聚合酶链反应技术（Polymerase Chain Reaction，PCR）是利用人工合成的核苷酸序列作为"引物"，在耐热DNA聚合酶的作用下，通过变化反应温度，扩增目的基因，用于检测体液、组织中相应核酸的存在，在扩增循环中DNA片段上百万倍增加是很特异和非常灵敏的方法。随着分子生物学技术的进步发展，可以设想分子生物学技术在人畜共患病诊断方面有着光辉的前景。

二、人畜共患病的防控

（一）预防原则

1. 法制管理的原则

认真贯彻《中华人民共和国传染病防治法》《中华人民共和国动物防疫法》等法律法规。加大执法普法力度，严格动物及其产品的检疫检验，确保动物及其产品的卫生安全。

2. 预防为主的原则

应用科学的免疫程序、用药程序、消毒程序，开展除"四害"、讲卫生活动，及时为易感人群和易感动物接种疫苗。

3. 科学饲养的原则

不少动物就是健康带菌者，各种病原体可通过动物与人体的密切接触，如抚摸、共寝等传播。人们在与动物接触时一定要把握分寸，要定期对环境和动物进行消毒，定期驱虫并对动物的排泄物做无害化处理。

4. 杜绝乱捕滥食的原则

不少从深山老林中捕捉到的野生动物会携带许多致病病源，如果任意滥捕乱食，就有可能感染人畜共患病。

5. 加强监测的原则

人畜共患病监测工作主要由兽医部门来完成。牧民、饲养员、兽医、动物性食品加工人员、卫生防疫人员、地质工作者和军队有关人员以及从事实验室的医学工作者，是人畜共患病的高危人群，应该把他们作为卫生监测的主要对象，随时进行监测，如果一旦受到感染就应及时予以治疗。实践证明，做好动物和人的人畜共患病监测工作，有利于及早采取措施，有效地控制人畜共患病的发生与流行。

6. 控制和消灭感染动物的原则

对检出的感染动物及其产品，必须按国家规定进行无害化处理。

7. 切断传染途径的原则

消灭媒介动物，加强人畜粪便及动物废弃物的管理，做好日常消毒工作，做好饮水、食品的卫生监督是切断由动物传染至人群的重要措施。

（二）人畜共患病预防的关键措施

1. 搞好环境卫生，提高公共卫生水平

首先就是要坚持科学饲养和卫生防疫制度，采取免疫和净化等措施，控制

"四害"的数量和生活环境，必要时可进行药物预防。对水源、粪便进行无害化处理，推广改水、改厕和"一池三改"（沼气池、改圈、改厕、改厨），消灭动物传染源，预防动物疫病的发生。

2. 严格动物检疫，切断传播途径

许多人畜共患病疫情的暴发，都是由于患病动物或产品的流动而引起。因此，要加强动物检疫工作，加强病害动物及其产品的无害化处理，控制疫病的传播。

3. 推行科学的饲养管理制度

动物疫病发生情况往往折射出饲养方式和饲养技术的综合水平。例如，过去猪散养造成猪囊虫病和旋毛虫病多发，而当今实行圈养后发病率显著下降。因此，动物饲养场应遵循科学的饲养方式和管理制度，及时清除粪便，定期消毒，加强饲养管理，改善饲养条件，提高畜禽免疫力，从而预防动物疾病的发生。

4. 注意个人卫生，提高防护能力

个人应该养成良好的卫生习惯，避免接触地表水，防止蚊蝇叮咬，保证饮水清洁和食品卫生，提高抗病力。对于从事与动物及动物产品关系密切的高发人群，更应格外加强防护，防止人畜共患病。对患者应及时进行隔离和治疗。

5. 严格坚持"外防传人，内查净化"的原则

由于许多人畜共患病的传播性很强，动物的调运和流动常造成疫情暴发。因此，堵住外疫，执行监测净化措施是控制疫病的有效手段。对于疫区内动物应及时做好免疫接种。

（三）人畜共患病防控的主要措施

（1）继续坚持强制免疫政策，加强疫苗质量监管，采取有效措施确保免疫密度和质量。

（2）加强饲养环节监督管理，强化各项综合防控措施，提高养殖场（户）的动物卫生条件和生物安全水平。

（3）加强流通环节检疫监管，强化疫情监测报告。针对重点地区和重点环节，加大疫情监测力度，及时掌握疫情动态和病原变异情况，消除疫情隐患。

（4）加大科技攻关力度，强化技术储备，加快新型疫苗研发，力争尽快解决快速、大通量诊断方法等技术问题，为防控工作提供有效的技术支持。

（5）进一步强化部门合作，加强部门间的信息沟通和协调配合，健全多部门联动机制，形成工作合力。

（四）人畜共患病疫情的处置原则

（1）人畜共患病疫情的处置应依照《中华人民共和国动物防疫法》《重大动物疫情应急条例》和《中华人民共和国传染病防治法》等法律法规的有关规定，进行依法处置。

（2）做到"早、快、严、小"。一旦发生疫情，要在当地动物防疫监督机构的监督下，按照防治技术规范的要求和"早、快、严、小"的原则坚决扑杀，严格隔离、彻底消毒、强制免疫，严防疫情扩散。

（3）兽医和卫生同步到位

①当发生重大人畜共患病疫情时，兽医和卫生部门要密切协作，建立联防联控机制，加强疫情通报，共同在现场完成流行病学调查、动物和人间疫情的处置、疫情预测预警等工作。划定疫点、疫区和受威胁区，将患者或患病动物所在的村划分为疫点；将疫点周围3 km以内的地区划分为疫区；将疫区周围5 km以内的地区划分为受威胁区。

②疫点内应采取的措施。扑杀所有患病、同群或暴露动物，被扑杀动物和产品按国家规定标准进行无害化处理，对患病动物排泄物，被污染饲料、垫料、污水等进行无害化处理，对被污染的交通工具、用具、畜舍、场地进行严格彻底消毒。

③疫区内应采取的措施。根据需要由县级人民政府决定对疫区实行封锁，采取严格的消毒措施，对被污染的畜舍、场地、工具等进行彻底消毒，并对进出疫区的车辆和有关物品进行消毒，关闭动物和产品交易市场，禁止易感动物和产品运出，根据实际情况和需要，采取扑杀易感动物、强制免疫和其他管理措施。

④受威胁区应采取的措施。及时进行疫情监测，掌握疫情动态，净化阳性动物，或者使用疫苗进行紧急免疫接种，并建立免疫档案。

（五）地震后人畜共患病疫情的防控

1. 地震等灾害诱发人畜共患病疫情的主要原因

遭受地震灾害后，容易诱发人畜共患病疫情，主要原因：一是由于大量的畜禽在地震中直接死亡或者是震后由于缺水及饲料等原因引起死亡，而每一个死亡的畜禽都是病原体的滋生体，都会对环境造成污染；二是地震破坏了当地的自然环境，一些在土壤中的病原体，如炭疽、破伤风梭菌等被暴露，极易引起人和动物感染；三是由于动物抵抗力下降，存活的动物很可能成为病毒、细菌传播的媒介；四是环境中存在的细菌和病毒，极易通过食物、饮水及伤口等对人和动物造成感染。

2. 地震灾后人畜共患病防控的主要措施

（1）地震灾害导致大量畜禽被压死，病原微生物在尸体上滋生。因此，对病死畜禽不准宰杀、不准食用、不准出售、不准转运，要及时进行统一焚烧、深埋等无害化处理。

（2）震后土壤中的大量病原微生物被暴露，易污染水源等，应对环境、畜禽圈舍和饲养场所等进行严格消毒。

（3）加强免疫接种。地震灾后，大部分畜禽抵抗能力下降，容易受到疫病的侵袭，要按要求和免疫程序加强免疫。

（4）加强疫情监测。兽医部门要加强对人畜共患病的监测工作，发现疑似疫情要及时上报和处理。卫生部门要加强对人的人畜共患病监测工作，一旦发现病例应及时予以治疗，有效控制疫病传播和扩散。

（5）加强饮水、食品的卫生监督，做好水源管理，努力做到人、畜饮水分开，保证饮水卫生。

（6）消灭媒介动物，及时无害化处理病死畜禽，加强人畜粪便及动物废弃物的管理。

　　对于人畜共患病的防控，不但要做好人与人之间的预防控制，还要制定有关动物及其媒介昆虫的设防政策。人类对于来自动物尤其是家畜病患的威胁，抵御更为不易。许多人畜共患疾病，已经给人类造成灾难性危害。因此，做好人畜共患病的防控工作至关重要。

第二章　病毒性人畜共患病

第一节　疯牛病

疯牛病（"mad cow" disease），学名为牛海绵状脑病（Bovine Spongiform Encephalopathy），简称BSE，是由朊病毒引起，发生在牛身上的一种亚急性进行性中枢神经系统病变，症状与羊瘙痒病类似，大部分病牛行为反常、步态不稳、抽搐摔倒、烦躁，对外界敏感，后期出现粪便坚硬、痉挛、呼吸频率加快、心律缓慢、消瘦等症状，最后死亡。BSE的病程一般为14~90 d，潜伏期长达4~6年。这种病多发生在4岁左右的成年牛身上。经解剖发现，病牛的中枢神经系统遭到破坏，神经细胞病变或坏死，脑灰质部分形成海绵状空泡，最终死亡。

疯牛病被世界卫生组织列为必须报告的动物疫病，我国2022年修订的《一、二、三类动物疫病病种目录》将其列为一类动物疫病。起因目前尚无定论，专家普遍认为，疯牛病起源于羊痒病，是给牛喂了含有羊痒病因子的反刍动物蛋白饲料，经胃肠消化吸收，经过血液到大脑，破坏大脑，使其失去功能呈海绵状，导致死亡。

新型克－雅氏病（Variant Creutzfedlt-Jakob Disease，VCJD），俗称人类疯牛病，是由牛海绵状脑病毒引起的一种新型人朊病毒病，其典型临床症状为出现痴呆或神经错乱、视觉模糊、平衡障碍、肌肉收缩等，患者最终因精神错乱而死亡。被认为可以通过食用带有疯牛病的牛脑或其结缔组织传播。

一、病原及流行状况

（一）病原

20世纪80年代，美国生物学家普鲁塞纳在疯牛病的研究中发现疯牛病的传染是朊病毒（又称朊蛋白），朊病毒是一种奇特的无核酸的蛋白侵染颗粒病毒，复制并非以核酸为模板，而是以蛋白质为模板。朊病毒与常规病毒一样，有可滤过性、传染性、致病性、对宿主范围的特异性，但它比已知的最小的常规病毒还小得多（30～50 nm）。电镜下观察不到病毒粒子的结构，且不呈现免疫效应，不诱发干扰素产生，也不受干扰作用。朊病毒对人类最大的威胁是可以导致人类和家畜患中枢神经系统退化性病变，最终不治而亡。因此，世界卫生组织将朊病毒病和艾滋病并立为世纪之交危害人体健康的顽疾。

疯牛病是朊蛋白蛋白质二级结构中的 α – 螺旋变为 β 折叠所致。正常型朊蛋白，二级结构中仅存在 a– 螺旋，它可能与神经系统功能维持有关，普遍存在于动物和人神经细胞和淋巴细胞表面，是一种含有磷脂酰肌醇锚点的糖蛋白。致病朊病毒 PrPsc 和正常的朊病毒具有相同一级结构即氨基酸序列，而二级结构上 PrPsc 中有多个 β – 折叠存在，是 PrPC 的构象异构体。初始的和新生的 PrPsc 继续攻击另外两个 PrPC，这种类似多米诺效应使 PrPsc 积累，直至致病。

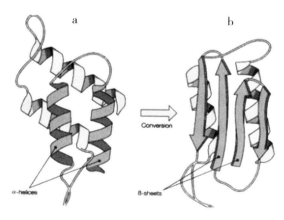

图2-1　朊病毒

PrPSC 明显的特征在于对部分理化因素具有极强的抵抗力，而这种特性是建立在富含 β－折叠结构的基础之上。正常的朊蛋白可以完全被蛋白酶 K 消化，而 PrPSC 只能被消化掉 N 端的67个氨基酸，而其余 C 端141个氨基酸组成的核心片段则不能被蛋白酶 K 降解。

常规的消毒方法如紫外线、放射线、乙醇、福尔马林（甲醛）、双氧水（过氧化氢）等不能灭活 PrPSC；含2%有效氯的次氯酸钠及2 mol/L 氢氧化钠在室温下1 h 以上可以用于表面活性剂溶液消毒，但也只能灭活大部分的 PrPSC；134~138℃高温蒸压处理18 min，可使大部分 PrPSC 灭活；360℃干热处理1 h 以上可以灭活 PrPSC；焚烧是最可靠的灭杀方法。

动物间的朊病毒病有羊痒病、鹿慢性消耗性疾病、传染性水貂脑病和猫科动物海绵状脑病。

人的朊病毒病包括新型克－雅氏病、克－雅氏病、吉斯特曼综合征、库鲁病、致死性家族失眠症。

（二）流行状况

1. 牛

早在三百年前，人类在绵羊和小山羊中首次发现了感染朊病毒病的患病动物。因患病的动物奇痒难熬，常在粗糙的树干和石头表面不停摩擦，以致身上的毛都被磨脱，而被称为"羊痒病"。该病广泛传播于欧洲和澳洲，潜伏期为18~26个月，患病动物兴奋、搔痒、瘫痪直至死亡。后来又相继发现了传染性水貂脑软化病、马鹿和鹿的慢性消瘦病、猫的海绵状脑病等。经病理性研究表明，这些病毒侵犯动物中枢神经系统，随病程进展，在神经元树突和细胞本身，特别是在小脑区星形细胞和树枝状细胞内发生进行性空泡化，星形细胞胶质增生，灰质中出现海绵状病变。这些病均以潜伏期长、病程缓慢、进行性脑功能紊乱、无缓解康复、最终死亡为主要特征。

1985年4月，首先在英国的农场发现有牛患上了这种神经系统疾病，并具有传染性。英国维桥国家兽医中心实验室的兽医专家对病牛的大脑进行解剖时，发现病牛脑组织呈海绵状变性。根据病理变化，1986年11月，这种神经系统的疾病被定名为牛海绵状脑病，首次在英国报刊上报道。10年来，这种病迅速蔓延，英国每年有成千上万头牛患这种神经错乱、痴呆、不久死亡的病。1989年，疯牛病首次出现冰岛，此后，北爱尔兰、爱尔兰、葡萄牙、瑞士、法国、比利时、丹麦、德国、卢森堡、荷兰、西班牙、列支敦士登、意大利等国相继有疯牛病的病例报告。2001年，日本发现亚洲首例疯牛病；2002年，以色列发现该国首例疯牛病；2003年，加拿大发现北美大陆首例疯牛病。1985年至今，全世界共有26个国家发生了疯牛病，大概20万头牛受到疾病的影响，为了终止疾病的暴发数百万头牛被销毁。这些病例有的是因进口动物而发病，有的是因饲喂进口肉骨粉而引起本地牛发病，有的是因进口英国牛肉引起的。由于同时还发现了一些怀疑由于吃食了病牛肉奶产品而被感染的人类海绵状脑病（新型克－雅氏病）患者，因而引发了一场震动世界的轩然大波。欧盟国家以及美、亚、非洲等包括我国在内的30多个国家先后禁止英国牛及其产品的进口。

疯牛病报道之后，其病因争论很久，在病因不明的情况下，英国组织了针对疯牛病流行病学特征的调查研究，发现以下几种情况：

（1）疯牛病具有共同来源暴发的典型特征，即每次暴发涉及很多病例，这些病例都可以追溯到同一个来源。

（2）流行病学病例对照研究，发现疯牛病的流行是因为牛食用了含有某种传染性因子的牛肉骨粉或羊肉骨粉。这个结论导致英国颁布了禁止用反刍动物源性肉骨粉饲喂反刍动物的法令。其后，欧盟和其他一些国家也禁止用哺乳动物源性蛋白饲喂反刍动物。随着在一些欧洲国家包括英国和瑞士实施反刍动物肉骨粉控制措施后，疯牛病的流行已经明显下降。

（3）牛和牛之间不传染。牛直接接触到绵羊痒病因子导致此病假说不成立，因为约有20%牛饲养在没有绵羊的地区。

（4）和牛的遗传特征没有关联性。2002年，一项耗时多年的流行病学调查研究估计感染疯牛病的母畜，在其怀孕的最后的6个月通过胎盘将疯牛病垂直传给胎牛的可能性只有1%。疯牛病病毒有时会感染至发病公牛的精液，但牛肉体带有传染疯牛病病毒的可能性很小。这对发病的饲养场屠宰发病牛所有后代的做法提出疑问。因此，欧盟于2002年取消了对英国牛胚胎的出口禁令。

（5）和暴露于有机磷农药等物理或化学因子没有关联性。

2. 人

1996年3月，英国卫生部、农渔食品部和有关专家顾问委员会向英国政府汇报了人类新型克－雅氏病可能与疯牛的传染有关，该病最早发现于1994年，迄今英国已发生20多起这种病症。人类感染通常是因为下面几个因素：

（1）食用感染了疯牛病的牛肉及其制品，特别是从脊椎剔下的肉（一般德国牛肉香肠都是用这种肉制成）；

（2）某些化妆品除了使用植物原料之外，也有使用动物原料的成分，所以化妆品也有可能含有疯牛病病毒（化妆品所使用的牛羊器官或组织成分，如胎盘素、羊水、胶原蛋白、脑糖）；

（3）有一些科学家认为疯牛病在人类变异成"新型克－雅氏病"的病因，不是因为吃了感染疯牛病的牛肉，而是环境污染直接造成的。认为环境中超标的金属锰含量可能是疯牛病和"新型克－雅氏病"的病因。

二、症状及诊断

（一）症状

1. 牛

疯牛病的病程一般为14～90 d，潜伏期长达4~6年。一旦发病，病牛呈亚急性或慢性进行性功能紊乱，表现为神经症状和全身症状，神经症状常较全身症状出现更早。常见的神经症状有行为异常、共济失调和感觉过敏等。有人认为，如果病牛同时表现出上述3种症状并且症状超过1个月，就可认为该牛患了疯牛病。行为异常主要表现为离群独处、焦虑不安、恐惧、狂暴或沉郁、神志恍惚、不自主运动（如磨牙、肌肉抽搐、震颤和痉挛等）、不愿通过水泥地面、拐弯困难、不愿进入畜栏、不愿过门或挤乳等。当有人靠近或追逼病畜时往往出现攻击行为。疯牛病的共济失调主要表现为后肢运动失调，急转弯时尤为明显。病牛快速行走时步态异常，同侧前后肢同时起步，而后发展为行走时后躯摇晃、步幅缩短、转弯困难、易摔倒，甚至起立困难或不能站立而终日卧地。感觉过敏常表现为对触摸、光和声音过度敏感，用手触摸或用钝器触压牛的颈部、肋部时，病牛会异常紧张、颤抖，用扫帚轻碰后肢，也会出现紧张的踢腿反应，病牛听到敲击金属器械的声音，会出现震惊和颤抖反应，病牛在黑暗环境中对突然打开的灯光，会出现惊恐和颤抖。这些是疯牛病病牛很重要的临床诊断特征。50% 的病牛在挤乳时乱踢乱蹬。另一类是病牛的触觉和听觉减退，表现为反应迟钝。以上临床症状占疯牛病病牛的87% 左右，这与中枢神经系统的弥漫性病变一致。将病牛置于安静和其所熟悉的环境中，有些症状可减轻，尤其是感觉衰退这种症状。羊瘙病中出现的瘙痒症状在病牛中也时有发生，但并不是主要症状。动物园中的牛科动物症状与家牛相似，但有些病例发病突然，病程快速。

全身症状是体重下降和产奶量减少，绝大多数病牛后期出现心率缓慢（平均50次 /min ）、呼吸频率增快、强直性痉挛、粪便坚硬、两耳对称、性活动困难等。从最初出现症状到病牛死亡或急宰，病程可持续几周到12个月。在临诊期的某些阶段，大约79%的病牛出现一种全身症状和一种神经症状。

疯牛病病理解剖肉眼变化不明显，肝脏等实质器官多无异常。病理组织学变化主要局限于中枢神经系统，其特征主要有脑干灰质两侧呈对称性病变、脑灰质呈空泡变性、神经元消失和原胶质细胞肥大，神经纤维网有中等数量、不连续的卵形和球形空洞，神经细胞肿胀呈气球状，细胞质变窄。另外，还有明显的神经细胞变性及坏死。神经细胞发生凋亡并形成空泡状结构，使有关信号传导发生紊乱，从而使动物表现出自主运动失调、恐惧、生物钟紊乱等神经症状。

2. 人

（1）克－雅氏病 1920年法国 Creutzfeld 首先报告的，次年 Jacob 又进行了详细描述，故以这两人的名字命名该病。克－雅氏病也是 PrP 引起的一种中枢神经系统疾病，临床表现为急性进行性痴呆，多在50岁以上的老年人发生，潜伏期长达数年至30年。症状有视觉模糊、言语不清、肌肉痉挛、坐立和行动困难，最后因大脑组织溶解而死。组织病理学检查显示神经元缺损、神经胶质重度增生、脑实质呈海绵状病变和淀粉样斑块形成等病变。

本病为最常见的人病毒病，在世界上分布很广，许多国家都有报告，一般发病率为百万分之一。我国1989年首次报道本病病例，至1992年累计报告28例。

（2）新型克-雅氏病临床症状　与典型克-雅氏病不同，主要发生于青年，以常吃牛肉馅汉堡包的人最易感染，发病年龄多为14~40岁，平均为26.3岁；病程9~53个月，平均14个月。一般在脑症状出现前有几周至几个月的前期症状，如疲劳感、睡眠欠佳、情绪抑郁、表情淡漠，有时有幻觉、妄想等，逐渐记忆缺损、视力模糊或减退。继之病情进行性恶化，表现为进行性痴呆，出现小脑、锥体及锥体外症候，常见明显的肌阵挛，肢体强直、无力、震颤和舞蹈样动作，构音障碍或失语，共济失调等。进一步恶化则呈昏迷状，各种肌阵挛及僵直消失。绝大部患者于起病后1年内死亡，少数可存活2年或以上。

（二）诊断

1. 牛

体况不佳，体重下降，产奶量下降，渐进性行为失调，呈神经症状，出现不安、恐惧、异常震惊，精神沉郁，不能自主运动，如磨牙、肌肉抽搐、震颤和痉挛；不愿穿过水泥地面，拐弯困难。最后死亡。

2. 人

行为改变、感觉异常和共济失调，且有接触过患疯牛病的牛或食用过病牛的组织及其产品。

（三）实验室检测

1. 牛

实验室检测朊病毒的方法有很多种，动物传递实验是早期判断是否感染朊病毒的方法，它除了可以判断人或者动物是否感染朊病毒之外还可以判断感染的滴度和毒性。但是因为动物实验耗时长、费用高、误差大，所以已经逐渐被更快速准确的其他方法所替代了。将蛋白检测技术和解剖学保存技术相结合的组织印迹技术可以用于检测微量朊病毒，灵敏度和准确性都很高，但在临床上需要采取组织标本，不适于快速检测。目前实验室快速检测大部分使用以下几种方法：

（1）免疫组织化学（IHC），又称免疫细胞化学，是指用 PrP 特异性抗血清或单抗，在经蛋白酶处理的脑组织切片上进行免疫染色反应。重点检查对象是脑门部的迷走神经核群及周围灰质区，若发现大量紫红色染色颗粒，且呈双侧对称性，判为 BSE 阳性。本法特异性高，成本较低，世界动物卫生组织将本方法指定为 BSE 确诊的"金标准"。

（2）免疫转印技术（western-blotting），是指将用蛋白酶处理过的脑门样品匀浆做变性处理后，通过凝胶电泳使不同蛋白分开，进一步通过电转移将蛋白转移到膜上，用单克隆抗体完成免疫反应，最后用化学发光底物结合底片曝光进行显示。BSE 阳性样品将出现27~30 kd 蛋白带，而阴性样品则无特异条带出现。这是因为正常 PrP 可被蛋白酶完全消化掉，而脱毒体蛋白则不能被完全消化。本法特异性高、时间短，但成本较高。

（3）酶联免疫吸附测定（ELISA），以 PrP 特异单克隆抗体作为俘获抗体，对经蛋白酶处理并变性的脑组织样品进行吸附，再以 PrP 特异抗体或单抗完成免疫显色反应。本法具有快速的优点，不同公司的产品特异性有所差异，成本较高。

2. 人

新型克 - 雅氏病实验室诊断要点：患者死后可采取脑和扁桃体等组织进行常规神经组织病理学和免疫组织化学检查，在丘脑内可见 PrPS 斑块，此类斑块中心致密，嗜伊红，边缘较暗淡，周围被海绵状病变带环绕，呈雏菊样；库鲁病和格 - 斯综合征常有此种病变，而散发性克 - 雅氏病此类病变较为少见。扁桃体活检可检测到新型克 - 雅氏病的特征性 PrPs 和 PrP& 糖化模式，该方法操作简便，特异性、敏感性均高于脑活体检查，适用于患者的早期诊断。

新型克 - 雅氏病需与散发型克 - 雅氏病、库鲁病进行鉴别诊断。新型克 - 雅氏病主要发生于年轻人，发病年龄平均为26.3岁，病程平均为14个月，远远小于散发型克－雅氏病（65个月），且新型克－雅氏病临床表现较为一致，个体差异远不及克－雅氏病。大多数新型克－雅氏病患者早期症状表现以精神症状为主，后期出现神经症状，而克－雅氏病早期症状为神经症状。另外，通过指纹图谱鉴定新型克－雅氏病为4型，其他克－雅氏病为1~3型。

三、预防控制

我国尚未发现疯牛病，但仍有从境外传入的可能。疯牛病的感染路径主要是由消化道引起，而且由于朊蛋白的特殊性，现阶段无有效治疗手段，也无法利用抗体疫苗进行有效的预防治疗。所以，目前对疯牛病的预防控制手段主要为隔断传播途径、灭除传染源。已有大部分国家采用对牛群、饲料、屠宰产品等的防控，避免朊蛋白潜在隐患造成疯牛病的四散。

（一）牛群防控

为了防止疯牛病再次给人类造成伤害，应实行国家认证体系，对国际市场中的所有的流通畜禽产品进行追踪检测。目前欧盟已经对疯牛病制定了非常严格的管控措施，设立了许多专业的疯牛病检测机构，对在市场流通的牛、突然暴毙牛、由于特殊原因进行屠宰的24个月以上牛的部分组织器官进行迅速、精准的检测分析。美国农业部门多年来一直严格执行"疯牛病监控和准入制度"的要求。自2001年来，我国农业部门依据 OIE（世界动物卫生组织）制定的相关标准，向全国推行疯牛的检测计划，加强海关检疫，严禁病畜输入，重点对进口牛群进行检测，甚至对胚胎以及其后代进行全方位的跟踪监测。疯牛病一旦被确诊后，感染牛场的所有动物在确诊后1日内被销毁。饲料、垫草、粪便等被深埋，农场的房子和接触了病牛的设备要进行消毒。感染农场应设立严禁人物出入的警戒标志。及时查清传染源，迅速切断传播途径。查清发病地区的病牛及饲草饲料的进口源地，停止从这些国家和地区进口饲草饲料和牛，并对饲草饲料进行无害化处理。要及时消灭感染动物，彻底清除传染源。在疯牛病确诊的当天就在感染牛场所在区域设立移动控制区和监督区，防止疫情进一步扩散。在移动控制区内，有可能成为潜在机械性传染源的动物、农场设备及其他货物等都被禁止移动；家畜市场、屠宰场被关闭；动物繁殖和人工授精也被禁止。在接近移动控制区和监督区的主要路段都设置消毒点，对过往车辆进行消毒。　暴发首例病例后，应迅速在大范围内开展临床监控和血清学检测，临床监控的范围为在移动控制区和监督区的所有养殖场及一些靠近这些区域的养殖场。

（二）饲料防控

医学家研究证实，牛患疯牛病是羊痒病传到牛身上所致。羊痒病是绵羊所患的一种致命的慢性神经性机能病，不过，医学界至今未能找到导致羊痒病的根源，因此，疯牛病的病原也就难以确定。根据疯牛病流行性病学调查研究，疯牛病的主要传染途径是动物源性饲料，以前许多国家普遍通过喂食肉骨粉提供牲畜蛋白质，病牛的内脏和尸体被加工成饲料，牲畜食用后有可能造成动物之间交叉感染，因此，其安全问题直接关乎着畜产品的食用安全。要清晰认识到饲料在整个畜牧生产中的作用与地位，建立完善的法律法规，严禁用病死牛的尸体内脏、骨髓等作其他牲畜、动物、家禽的饲料。

（三）屠宰产品防控

现阶段，我国在针对肉牛屠宰的安全风险管控工作，还存在一定的欠缺，急需建立、完善相关对屠宰产品安全管理的法律法规。可以借鉴世界各国为了降低疯牛病的风险，强化对疯牛病的监测所制定的相关制度，例如加拿大的牛废弃物管理条例，有效地提高了疯牛病的监管力度；美国农业部门颁布实施的一系列措施包括严禁在食品生产过程中添加任何牛下脚料，针对30个月以上年龄牛的感染力极高的器官进行隔离处理；日本则因为2001年检测出第一例疯牛病之后，便开始对所有屠宰牛进行逐一疯牛病检测，做到绝不漏放。

（四）公共卫生防控。

（1）禁止食用病畜或可疑病畜的肉、奶等的制成品。禁止用病畜的皮革等作为人类的消费品。

（2）严格施行对生长激素、促性腺激素的制备、注射，输血及血制品的监督，脑电图植入电极的供体者的病史、健康情况等应严格筛选与控制。

（3）对朊毒体病患者使用过的手术器械和污染物，认真实行一次性处理。

（4）对接触疯牛病病畜的工作人员应做好个人防护，严禁病畜的血液、肠内容物、尿、唾液自然流出，被污染地面应消毒。

第二节　轮状病毒感染

轮状病毒感染（Rotavirus infection）一种双链核糖核酸病毒，能引起多种幼龄动物和婴幼儿的急性胃肠道传染病，以精神委顿、厌食、呕吐、腹泻、脱水为主要特征。成人和成年牛多呈隐性经过。

近年来，世界许多国家都有发生本病的报道，我国也从腹泻患者和多种动物中分离到该病毒。本病不仅感染率高，有时发病率也相当高，对人类健康和养牛业发展都有较大危害，因此受到了人们的关注。

一、病原及流行状况

（一）病原

轮状病毒（Rotavinus）是一种双链核糖核酸病毒，属呼肠孤病毒科轮状病毒属。病毒粒子呈圆形，似车轮状。病毒对外界因素的抵抗力较强，在粪便和不含抗体的乳汁中，经半年仍有感染性。患者及隐性感染者的粪便内含有大量的轮状病毒，并可经消化道传染给易感人畜。在人和各种动物间有一定交互感染作用，只要病毒在人或一种动物中持续存在，就有可能造成本病在自然界中长期传播。轮状病毒分为 A、B、C、D、E、F、G 7 种，人和牛共同感染的有 A 种和 B 种。A 种是最为常见的一种，而人类轮状病毒感染超过 90% 的病例也都是该种造成的。病毒经口进入动物机体，由于能抵抗蛋白分解酶和胃酸的作用，所以能顺利通过胃而到达小肠，经胰蛋白酶激活而感染小肠绒毛顶部上皮，在其中增殖并使之发生变性、溶解或脱落，绒毛遂缩短变宽。隐窝细胞未及分化成熟就移向感染发病的绒毛上皮，并取代其位置，于是发生吸收不良，双糖特别是乳糖消化障碍，电解质随细胞外液转移至肠腔，从而导致腹泻。

轮状病毒对理化因素有较强的抵抗力。在室温能保存7个月；对酸 pH3～9 稳定，能耐超声震荡和脂溶剂；加热60 ℃，30 min 存活，但63 ℃，30 min 则被灭活；1% 福尔马林对牛轮状病毒，在37 ℃下须经3 d 始能灭活；0.01% 碘、1% 次氯酸钠和70% 酒精可使病毒丧失感染力。

（二）流行状况

该病毒始发时间无从考证，1943年，雅各·莱特与荷瑞西·赫德斯证明了在感染传染性腹泻的小孩身上有一种滤过性的病媒，这个病媒也会造成家畜腹泻。1974年，汤玛斯·亨利·费留特在通过电子显微镜观察过这类病毒之后，建议将其命名为"轮状病毒"，4年后，国际病毒分类委员会正式认可。

1. 牛

该病在全世界均有发生，本病主要发生在犊牛，发病日龄主要为15～90 d。春、秋两季发病较多。病毒存在于肠道，随粪便排出体外，经消化道感染。轮状病毒有交互感染的作用，可以从人或一种动物传给另一种动物，只要病毒在人或一种动物中持续存在，就有可能造成本病在自然界中长期传播。另外，本病有可能通过胎盘传染给胎儿。

2. 人

每年因轮状病毒感染导致的婴幼儿死亡的人数大约为90万人，其中大多数发生在发展中国家。在我国，每年大约有1 000万婴幼儿患轮状病毒感染性胃肠炎，是引起婴幼儿严重腹泻的最主要病原。

二、症状及诊断

（一）临床症状

各种年龄的人和动物都可感染轮状病毒，感染率最高可达90%～100%，常呈隐性经过。一般发病的多是新生婴儿或成幼龄动物。

1. 牛

多发生在1周龄以内的新生犊牛。潜伏期18~96 h，病犊精神委顿，吃奶减少，体温正常或略有升高。若体温下降到常温以下则是死亡征兆。厌食和腹泻，腹泻粪便呈白色或灰白色，有的呈黄褐色，粪较黏稠或呈水样，有时带有黏液和血液，有时附有肠黏膜及含有未消化凝乳块，排粪次数不一。一般情况死亡率不超过10%，但若有继发感染，特别在恶劣气候下，病犊感染肺炎，腹泻延长，则脱水明显，病死率可达50%。病程1~8 d。严重病犊在用葡萄糖盐水代替乳饮后可获痊愈，所以，病犊继续饮乳是有害的。

2. 人

发生于婴儿及儿童。潜伏期2~44 d。有腹泻、呕吐、发热和腹痛等症状，40%~60%的患者有脱水现象。持续3~5 d能完全恢复。据调查，世界上儿童急性胃肠炎由轮状病毒引起的占50%~60%。成人的感染率高，呈隐性经过。

（二）诊断

1. 牛

本病发生于寒冷季节，突然发生水样腹泻，发病率高而病死率一般较低，主要病变在消化道的小肠，根据这些特点，可以作出初步诊断。但应注意与犊牛大肠杆菌病、流行性腹泻等区别，确诊需要借助实验室诊断。剖检可见病毒主要侵害小肠，特别是空肠和回肠部，呈现肠壁变薄，内容物液状，小肠绒毛萎缩。

2. 人

在夏秋冬季流行，感染途径为粪－口途径，临床表现为急性胃肠炎，呈渗透性腹泻病，病程一般为6~7 d，发热持续1~2 d，呕吐2~3 d，腹泻5 d，严重时出现脱水症状。

（三）实验室诊断

1. 牛

实验室确诊首推电镜检查，其次为免疫荧光抗体技术。组织培养分离病毒、酶联免疫吸附试验、对流免疫电泳、凝胶免疫扩散试验或补体结合试验也可应用。一般在腹泻开始24 h内采小肠及其内容物或粪便作检查病料。小肠做冰冻切片或涂片进行荧光抗体检查和感染细胞培养物。小肠内容物和粪便经超速离心等处理后，做电镜检查。

2. 人

门诊诊断常用患者的粪便通过酶联免疫法作病毒的识别，实验室用电子显微镜法或是凝胶电泳法。

三、预防与治疗

（一）预防

1. 牛

（1）加强饲养管理，认真执行一般的兽医防疫措施，增强母畜和仔畜的抵抗力。在疫区要做到新生仔畜及早吃到初乳，接受母源抗体的保护以减少和减轻发病。

（2）发现病畜后除采取一般防疫措施外，应停止哺乳，用葡萄糖盐水给病畜自由饮用。

（3）预防接种。美国制成了两种预防牛轮状病毒感染的疫苗。一种是弱毒苗，于犊牛出生后吃初乳前经口给予，2～3 d就可产生抗体抗强毒感染，另一种是福尔马林（甲醛）灭活疫苗，分别在产前60～90 d和30 d给妊娠母牛注射两次，使母牛免疫，产生高效价抗体，通过初乳转移给新生犊牛，有效地保护犊牛安全地度过易感期。

我国用MA-104细胞系连续传代，研制出牛源弱毒疫苗。用牛源弱毒疫苗免疫母牛，所产犊牛30 d内未发生腹泻，而对照组腹泻发生率为22.5%。牛源轮状病毒和大肠杆菌二联灭活油佐剂疫苗免疫母牛，均取得良好效果。

2. 人

（1）合理喂养。提倡母乳喂养，孩子6月龄前提倡纯母乳，适当补充维生素D；6月龄后及时添加辅助食品，每次限一种，由糊状逐渐过渡到固体食物。

（2）添加辅食注意保持食物原味。少加盐、糖和各种调味品，油脂适量。

（3）按需喂养。1岁以内，液体量（包括奶量、水、汤、果汁、粥）110～150 ml/kg（体重），1岁以上至3岁，液体量90～130 ml/kg（体重）。

（4）养成良好的卫生习惯。奶具、食具、便器、玩具和家具定期消毒。

（5）避免长期滥用广谱抗生素。

（6）轮状病毒疫苗接种是预防轮状病毒肠炎的理想方法。

（7）增强体质。每天户外活动2 h或以上，晒太阳1 h（但避开太阳猛烈时暴晒），衣着适量，不着寒不闷热。

（二）治疗

1. 牛

发现病牛应立即将其隔离到清洁、干燥而温暖的牛舍内。开始治疗时，停止喂奶，也不让吃母奶，而用葡萄糖苷氨酸溶液（葡萄糖43.2 g、氯化钠19.2 g、甘氨酸6.6 g、柠檬酸0.52 g、柠檬酸钾0.13 g、无水磷酸钾4.35 g，溶于2 L水中）或葡萄糖氨基酸溶液供病畜自由饮用，也可静脉注射葡萄糖盐水和碳酸氢钠溶液，以防止脱水、脱盐而引起中毒及休克。

2. 人

（1）轮状病毒感染以后，儿童可能会出现比较严重的腹泻，会丢失水分和电解质。要给儿童使用口服补液盐，能够补充水分，防止出现脱水以及电解质紊乱。

（2）轮状病毒感染没有特效的抗病毒治疗，主要是对症治疗，可以口服蒙脱石散，能够保护胃肠道黏膜，缓解腹泻的症状。蒙脱石散需要在两餐之间服用，才能发挥更好的效果。

（3）轮状病毒感染时可以口服益生菌，补充肠道正常菌群，有助于缩短病程，缓解儿童腹泻的症状。

（4）轮状病毒感染可能继发有乳糖不耐受的情况，要注意必要的时候可以给宝宝吃乳糖酶。

（5）病毒感染腹泻的时候，丢失的锌比较多，要给予锌剂的补充，补锌能够缩短腹泻的病程，防止反复出现腹泻的情况。

第三章　寄生虫类人畜共患病

一、概念

人畜共患寄生虫病是指在脊椎动物和人之间自然传播的寄生虫病，即以寄生虫为病原体，既可感染人又可感染动物的传染病。这些寄生虫既可寄生在人体，也可寄生在脊椎动物（家畜和野生动物）体内，人和动物体内的寄生虫可互为传染来源，这种寄生虫病就叫人畜共患寄生虫病。如日本血吸虫、刚地弓形虫等。

二、概况

联合国开发计划署等组织联合倡议的"热带病特别规划"中，计划根除的6类主要热带病中，有5类是人畜共患寄生虫病。我国人寄生虫平均感染率为63%，目前已知的人畜共患寄生虫病近70种，其中较常见的约30种，全国约有7亿人感染过寄生虫病。

我国地域辽阔，人口众多，寄生虫病种类多，分布广，感染率高，防治任务十分严峻，不容忽视。我国寄生虫病流行的基本现况：社会经济因素的变化，导致部分寄生虫病上升或下降的两种截然不同的流行趋势。近年全国大量调查资料与过去对照表明，溶组织内阿米巴、姜片虫、蛔虫、鞭虫、钩虫等肠道寄生虫感染率明显下降。究其原因可能是改革开放后，农村经济好转，生态环境发生变化，农村城市化，从生产方式、生活习惯方面减少了感染机会，南方部分地区仍有感染高的情况。相反，一些食源性寄生虫病（旋毛虫、囊虫、肝吸虫、并殖吸虫）和棘球蚴病，则呈明显上升趋势。其流行程度加重，流行区在不断扩大，主要是缺乏预防基本知识，健康教育环节薄弱，卫生监督跟不上。另外，流动人口增加给卫生管理也增加了难度。

我国人体感染寄生虫的总感染率和多数虫种感染率结果都显示了女性高于男性的性别分布特点。

三、常见肉牛人畜共患寄生虫病种类

常见人畜共患寄生虫病主要有肝片吸虫病、棘球蚴病、日本血吸虫病、钩端螺旋体病、囊虫病、旋毛虫病、华支睾吸虫病、肺吸虫病、蛔虫病、姜片虫病、猪弓形病等多种。其中棘球蚴病、日本血吸虫病、钩端螺旋体病为《一、二、三类动物疫病病种名录》的二类传染病，肝片吸虫病为三类传染病。常见肉牛人畜共患病有肝片吸虫病、棘球蚴病、日本血吸虫病、钩端螺旋体病等。

四、危害

人畜共患寄生虫病是一类严重危害人群、家畜和野生动物健康，影响经济发展的重要传染性疾病。近年来，人畜共患寄生虫病发病率呈增长趋势。在发达国家中，人们的生活环境高度城市化，生活水平较高，人类自身固有的寄生虫病有所减少，但伴侣动物和玩赏动物数量却大有增加，增加了人畜共患寄生虫病的感染机会。在发展中国家，人口稠密，生活水平较低，卫生条件较差，人类与家畜、家禽、野生动物及病原媒介的接触机会较多，因而感染人畜共患寄生虫病仍较普遍。因此，人畜共患寄生虫病仍是全球性公共卫生问题之一。我国为发展中国家，饱受人畜共患寄生虫病的危害。我国政府非常重视人畜共患寄生虫病的预防控制工作，在常见人畜共患寄生虫病的病原学研究、诊疗方法和防控措施等方面均已取得了显著的成就。但是，由于人畜共患寄生虫病病

原体种类多，传播途径复杂，受害人群或宿主广泛，在短期内控制或消灭这类寄生虫病难度较大。

五、人畜共患病防治对策与建议

一是普及科学知识，加强卫生检疫和法治监督。人畜共患寄生虫病是与人的饮食习惯、风俗等密切相关，尤其是食源性人畜共患寄生虫病与动物性食品的卫生密切相关。

二是建立卫生健康委员全、农村农业部和国家林业和草原局共同参与和协作的人畜共患病防控机构，强化三部门的协作，制定人畜共患寄生虫病综合治理规划，统一协调行动。

三是加强人畜共患寄生虫病的流行病学调查，开展人畜共患寄生虫病的风险评估和经济学评估。人畜共患寄生虫病的风险评估和经济学评估是人们认识和预测人畜共患寄生虫病危害的重要依据，是政府部门科学决策的重要基础。

四是建立人畜共患寄生虫病的监测、预警、预报系统。利用人畜共患寄生虫病的监测技术，开展全国范围的监测，结合信息处理、分析技术和网络技术，建立人畜共患寄生虫病的监测、预警、预报系统，实现现有资源和信息的共享和及时反馈。

五是加强重大人畜共患寄生虫病的基础生物学和应用技术研究。加强重要人畜共患寄生虫病的基础生物学研究和应用技术研究将有利于提高人畜共患寄生虫病监测水平和防治水平。

第一节　钩端螺旋体病

一、对人畜的危害

钩端螺旋体病（leptospirosis）是由致病性钩端螺旋体引起的人畜共患的一

种自然疫源性传染病。动物多呈隐性感染，有时表现为短期发热、黄疸、血红蛋白尿、出血性素质、流产、水肿及皮肤黏膜坏死等特征。人主要因接触动物排出的带病原体的尿或被其污染水、土壤、食物而感染。钩端螺旋体通过皮肤和黏膜进入人体内形成钩体败血症，轻型似感冒，重型可有肺出血、黄疸、肾衰竭或脑膜脑炎，甚至死亡。按病情经过，临床可分为早期的钩端螺旋体败血症、无症状间歇期和继发性症状期或免疫期。

二、病原学

钩端螺旋体属于螺旋体目（Spiroehaetalis）密螺旋体科（Treponema）钩端螺旋体属（Leptospira），是一种纤细的螺旋状微生物。菌体有紧密规则的螺旋，长4～20μm，宽约0.2μm。菌体的一端或两端弯曲呈钩状，沿中轴旋转运动。旋转时，两端较柔软，中段较僵硬。

钩端螺旋体不易着色，在普通显微镜下难以看到，需用暗视野显微镜观察，在黑色背景下可见到发亮的活动螺旋体。亦可用镀银法染色检查，菌体呈深褐色或黑色。由于钩端螺旋体的直径很小，菌体柔软易弯曲以及其特有的运动方式，所以能穿过孔径为0.10～0.45μm的滤膜，并能穿入含1%琼脂的固体培养基内活动。

钩端螺旋体对热、酸、干燥和一般消毒剂都敏感。在人的胃液中30min内可死亡。在胆汁中迅速被破坏，以致完全溶解。在碱性水中（pH 7.2～7.4）能生存1～2个月，在碱性尿中可生存24h，但在酸性尿中则迅速死亡。

50～56℃0.5h或60℃10min均能致死，但对低温有较强的抵抗力，经反复冰冻溶解后仍能存活。钩端螺旋体对干燥非常敏感，在干燥环境下，数分钟即可死亡。常用的消毒剂，如1/20 000来苏尔溶液、1/1 000石炭酸、1/100漂白粉液均能在10～30min内杀死钩端螺旋体。

当前钩端螺旋体属分为两个种，即问号钩端螺旋体（L. interrogens）和双曲钩端螺旋体（L. biflexa），前者对人与动物致病，后者自由生活。

三、流行状况

（一）分布

钩端螺旋体病分布很广，几乎全世界各地都有此病的存在或流行，根据目前收集到但还不够完全的报告，已发现有本病的国家和地区在亚洲有中国、日本、朝鲜、越南、柬埔寨、泰国、马来西亚、印度尼西亚、加里曼丹、菲律宾、伊朗、伊拉克、黎巴嫩、斯里兰卡、印度、安达曼群岛、塞浦路斯、土耳其、以色列；非洲的阿尔及利亚、摩洛哥、突尼斯、埃及、苏丹、加纳、塞内加尔、肯尼亚、坦桑尼亚、乌干达、喀麦隆、刚果、赤道几内亚、博茨瓦纳、马尔加什、莫桑比克、马拉维、留尼汪岛、伯利兹；美洲的巴拿马、巴拿马运河区、哥斯达黎加、萨尔瓦多、危地马拉、洪都拉斯、墨西哥、尼加拉瓜、巴巴多斯、波多黎各、海地、牙买加、多米尼加、特立尼达和多巴哥、瓜德罗普、巴西、委内瑞拉、阿根廷、智利、厄瓜多尔、古巴、秘鲁、美国、加拿大、夏威夷、哥伦比亚；欧洲的英国、法国、西班牙、葡萄牙、荷兰、比利时、丹麦、挪威、瑞典、德国、奥地利、瑞士、意大利、保加利亚、波兰、匈牙利、捷克、罗马尼亚、苏联、希腊、南斯拉夫、冰岛；大洋洲的澳大利亚、波利尼西亚、新西兰、新喀里多尼亚岛、瓦里斯群岛、关岛、汤加及其他太平洋岛屿等。

在我国已发现25个省（区）有钩端螺旋体患者或带菌动物。它们是广东、广西、福建、浙江、江西、湖南、贵州、云南、四川、江苏、河南、河北、安徽、辽宁、陕西、湖北、山东、黑龙江、山西、内蒙古、吉林、北京、上海、天津以及台湾，其中以广东、四川比较严重。随着调查研究工作的不断深入，一些新的疫区还将会不断地被发现。

（二）传染源

鼠类和猪是两个重要带菌宿主，它们可通过尿液长期排菌成为本病的主要传染源。但它们的带菌率、带菌的菌群分布和传染作用等方面，各地区可有很大差别。在鼠类中，就国内资料分析看来，以黄胸鼠、沟鼠、黑线姬鼠、罗赛鼠、鼴鼠的带菌率较高，所带菌群亦多，分布较广；其他鼠类则次之。在家畜中，我国以猪带菌率最高，分布亦最广，在作为宿主动物这一点上比其他家畜占有重要地位，可能比鼠类还重要；其他家畜如牛、狗、羊等次之。此外，从猫、马、梅花鹿和马鬣蜥体内也都分离出钩端螺旋体，近年来我国不少地区从蛙类体内分离出致病性钩端螺旋体。用血清学检查的方法说明，蛇、鸡、鸭、鹅、兔、黄鼠狼、野猫、白面兽等动物均有可能是钩端螺旋体的储存宿主。

钩端螺旋体病患者及恢复期患者都可从尿中排菌，最近证实患钩端螺旋体病后一年余的康复者尿中亦能分离出钩端螺旋体。因此，在传染源的意义上，应该重视人类也是钩端螺旋体的宿主这一问题。

（三）传染途径

病原体通过皮肤、黏膜侵入人体，这是传染本病的主要途径。虽然曾有过被鼠咬伤后发病的报告，但人与宿主动物直接接触并不是传染本病的主要方式。在多数情况下，人接触被染有钩端螺旋体的疫水是传染本病的重要方式。与疫水接触时间愈长，次数愈多，发病的机会也愈多。

此外，也有因洗濯患者污染衣物而感染得病的报告。在自然感染中，感染的局部并不出现炎症性反应。饮用污水或食用被鼠尿污染的食物也可能发病。

（四）流行特征

在热带地区全年都可能有病例发生，国内大部流行区主要于7—10月发病，其中8、9月为高峰。

（五）易感性

钩端螺旋体病患者多为农民，也有在流行地区疫水中游泳或沟溪中洗澡、涉水而感染的其他职业的病例。值得指出的是，许多家畜是本病的储存宿主，因此饲养员也是易感染者。从婴儿到老年只要有机会接触病原体都可能得病，之所以有好发年龄和性别上的差别，主要是由于受感染机会的多少所致。从外地进入疫区的人员，由于缺乏免疫力，往往比本地人易感。

四、临床症状及病理变化

（一）临床症状

1. 动物

动物临床症状因感染的钩端螺旋体型不同及机体的反应性差异，表现多种多样，主要为急性病例和慢性病例。急性病例主要表现突发性无乳、黄疸和血红蛋白尿、脑膜炎、急性肾病；慢性病例主要表现流产、死胎、产弱仔、不孕症、虹膜睫状体炎。

1. 猪

多数呈亚临床感染或无明显症状，仔猪及妊娠母猪症状明显。母猪通常发生流产，产弱仔、死胎。妊娠母猪后期流产，流产率达20%～70%，产死胎率23%；断奶前后的仔猪多表现亚急性和慢性型，多呈地方流行性。病猪体温升高，眼结膜潮红，有浆液性鼻漏，食欲减退，几天后眼结膜潮红、浮肿、有的发黄，部分病猪在上下颌、头部、颈部甚至全身都有水肿，指压凹陷，俗称"大头瘟"。病死率达50%～90%，耐过的病猪可成为僵猪。

2. 犬

大部分呈亚临床感染或慢性经过。雄犬发病率高，尤其以幼犬易发病且症状严重，成犬呈隐性感染。病犬主要表现发热、嗜睡、呕吐、便血、黄疸及血红蛋白尿，口腔黏膜出血、坏死和溃疡。严重者3～5 d内死亡。

3. 牛

牛感染后，一般不表现症状而呈隐性感染，只有少数牛发病。牛钩端螺旋体病的潜伏期为3～7 d。最急性型多见于犊牛，突然高热稽留、黄疸、尿血、腹泻，常于1 d内窒息死亡；急性型病初体温升高达40.5～41.0 ℃，精神沉郁、饮食和反刍停止、黄疸。奶牛乳房松软，乳汁初黄后红，常混有小血块。腹泻或便秘、尿血，孕牛有的流产。有的病牛口腔黏膜、乳房和外生殖器的皮肤发生坏死，病程5～20 d；慢性型呈间歇热，发热时贫血加重，黄疸和尿血时隐时现，反复发作，病牛逐渐消瘦，病程3~5个月或更长。

2. 人

潜伏期2~28 d，一般是10 d左右。因感染的钩端螺旋体（以下简称"钩体"）型别不同及机体反应性差异，临床表现较为复杂多样。同型钩端螺旋体可以引起完全不同的临床表现，而不同型的钩端螺旋体又可引起极为相似的综合征。临床根据其表现的主要特点，分以下几型：

（1）钩体血症型　原称"感冒伤寒型"，本型的临床表现是早期钩体血症的症状和体征的继续，并无明显器官损伤症状出现，为钩体病的轻型，自然过程一般是5~10 d，平均约7 d。钩体轻型病例体温常在38.5 ℃以下，体征亦不明显，基本上无出血倾向（个别可有鼻出血），如一般"感冒"的症状群，部分较重患者，有较明显出血倾向，可有皮肤瘀点或瘀斑、结膜出血，偶有腔道出血。亦有部分严重患者，原称胃肠休克型患者，有不同程度的胃肠道症状，如恶心、呕吐、腹泻、里急后重，腹泻每日一般10次以内，以稀便或水样便为主，少数黏液增多，但无脓血、不恶臭、量不多，少数解柏油样或黑便，此时可伴有低血压或严重休克表现，而钩体病的典型体征反而不甚明显。

（2）肺出血型　本型除初期的钩体血症症状群外，可出现多少不等的血痰或咯血，胸部X线片常显示不同程度、不同范围的出血点，小片或大片融合阴影。根据胸部X线片出血病变的深度和广度，特别是有无急性呼吸、循环功能紊乱的表现，临床上可分为肺普通出血型与肺弥漫性出血型。

（3）黄疸出血型　此型原称外耳病，近年国内渐少见，早期主要为钩体血症症状群，但在病程4~8 d，体温开始下降时出现进行性黄疸、出血和肾功能损害，一些重病例可因尿毒症、大出血或因肝性脑病而死亡；一些轻病例，当黄疸出现后，全身中毒症状逐渐减轻，于短期内进入恢复期。

（4）肾衰竭型　单纯的肾衰竭型钩体病极为少见，在钩体病急性期出现少量蛋白尿、红细胞、白细胞或管型是较普遍的现象，如蛋白尿、血尿与管型都极明显，且有氮质血症，但无黄疸者，称为钩体病的肾衰竭型，可出现少尿、无尿、尿毒症、酸中毒和昏迷等临床表现。

（5）脑膜脑炎型 一般在钩体病发病数日后，即出现脑膜刺激症状，如严重头痛、烦躁不安、嗜睡神志不清、谵妄、瘫痪等脑炎症状，重症可有昏迷、抽搐、急性脑水肿、脑疝及呼吸衰竭等。脑脊液检查压力增高，蛋白质增加，白细胞数一般在0.5×10^9/L 以内，以淋巴细胞为主，糖正常或略有减少，氯化物多正常，脑脊液分离出钩体的阳性率较高。以脑膜炎症状群为主者称脑膜炎型，病情较轻，预后较好；以脑炎或脑膜脑炎症状群为主者，称脑炎型或脑膜脑炎型，一般病情较重，预后较差。

（二）病理变化

鼻及乳房皮肤溃疡、坏死，黏膜、皮肤、皮下脂肪、浆膜及膀胱等组织黄染和出血。胸腔、心包积液，脾、肝、肾肿大、瘀血，有出血性梗死。膀胱高度膨胀，积有血红蛋白尿，黏膜有点状出血。结肠前段黏膜表面有糜烂，有时可见出血性浸润。慢性病例表现为全身组织水肿，头颈部、腹部、胸部及四肢最为明显。

组织学病变主要表现肾小球内皮细胞变性、坏死，肾球囊和肾小管扩张，腔内有渗出物。肾小管上皮细胞颗粒变性、坏死。肝高度瘀血，肝细胞索排列紊乱，肝小叶中央有坏死，肝细胞出现颗粒变性与脂肪变性。淋巴结出现浆液性出血性炎症，淋巴组织增生明显。慢性病理组织学变化主要呈现为典型的间质性肾炎，在间质中淋巴细胞、巨噬细胞和浆细胞浸润，肾小球肿大，肾小管萎缩。肝管区和肝实质的凝固性坏死区周围有中性粒细胞与淋巴细胞浸润。心外膜与心内膜常见单核细胞浸润，有时出现局灶性心肌炎、凝固性坏死及炎性细胞浸润。

（三）实验室诊断

1. 病原学诊断

钩端螺旋体病易感动物多，血清群和血清型十分复杂，临床症状和病理变化也多种多样，只有结合病原学诊断进行综合分析，才能作出准确诊断。

（1）病原分离鉴定

①直接镜检法。暗视野活菌检查，取病畜血液1滴（加蒸馏水1滴）或尿液、

体液、乳液等1滴，加盖玻片，在暗视野显微镜下检查钩端螺旋体的运动性；也可取病畜静脉血1～2 ml于无菌试管中，待凝固，离心，吸取血清与血细胞交界处微带白色的悬液，做涂片在暗视野显微镜下检查病原体；还可通过差速离心集菌后暗视野显微镜下检查，以提高检出率。当在暗视野下见到两端或一端有钩，呈螺旋状结构，并呈快速旋转或伸屈运动的细长典型构体形态和运动方式，即可确认为钩端螺旋体。将柯氏培养液或组织悬液涂片后用革兰氏染色，可见染成粉红色弯曲的菌体，呈"S"形或"C"形，经镀银染色钩端螺旋体呈黑色，复红亚甲蓝染色钩端螺旋体呈紫红色，吉姆萨染色钩端螺旋体呈淡红色。

②增菌培养。动物组织样品中含有的钩端螺旋体数量少，在污染样品、疫水、采自经过治疗或免疫动物的样品情况下，需要增菌培养以提高检出率。增菌培养可以通过接种实验动物及人工培养基进行，幼龄豚鼠（体重120～200 g）对多群钩端螺旋体比较敏感。将血液、脑脊髓液、尿液及组织悬液接种于豚鼠腹腔，一般3～5 d发病，采心血镜检或分离培养病原体。人工培养基主要是液体培养基，常用柯索夫、弗氏或斯氏等液体培养基进行增菌。

③分离培养和鉴定。在半固体培养基（包含BSA和吐温−80）中进行，加入0.4%～1.0%兔血清有助于分离一些较难分离的菌株。可加入多种选择性药物来控制污染，如5−氟尿嘧啶、萘啶酸、磷霉素及利福霉素、多黏菌素、新霉素、杆菌肽和放线菌酮组成的合剂。接种病料后充分混匀，28～30℃温箱培养16周，阳性培养的检测时间随钩端螺旋体血清型和样品中钩端螺旋体数量的不同而变化。每隔1～2周，在暗视野显微镜下检查培养物。半固体培养基中大部分病原体生长在最上层向下2～3 cm处，形成一层白色致密生长层。

④菌落鉴定。在纯培养的基础上通过暗视野显微镜镜检、电镜观察做表型鉴定，用生化试验、显微镜凝集试验、凝集交叉吸附试验鉴定血清群（型），用动物试验、免疫荧光法、免疫组化法、原位杂交或RT-PCR等进行进一步鉴定。致病性和非致病性病原体二者的本质区别在于腐生性的对哺乳动物不致病，能在无血清培养基上生长，并可用硫酸铜试验、CO_2生长试验、氧化酶试验、卵黄分解试验与小鼠红细胞溶解试验加以鉴别。

（2）检测抗原　免疫荧光法、免疫组织化学法主要适用于检测不适合培养病料的诊断或快速诊断。但在慢性带菌状态下，病原数量少或只存在于局部，不适合应用本方法。用免疫组织化学方法检查钩端螺旋体比免疫荧光法更简便快捷。

（3）分子生物学诊断　近几年随着分子生物学的发展，问号钩端螺旋体黄疸出血型全基因序列的测序，已根据本菌的遗传特征建立了多种基因检测方法，主要有 PCR、DNA 探针技术，其中最常用的是 PCR。选择钩端螺旋体基因组中高度保守、具有种特异性的基因作为检测靶标设计引物，建立种特异性 PCR 方法来检测所有血清型的钩端螺旋体。目前保守基因包括 LipL32、Leptospira borgpeterseniss 中的保守序列 IS1533、16S rRNA、23S rRNA 基因等。

2. 血清学诊断

血清学诊断是临床确诊、确定流行群和开展流行病学调查最常用的方法。动物发病后几天出现钩端螺旋体抗体，并可持续数周。当动物慢性感染时，其抗体滴度低于可测水平，需要用更敏感的方法来检测慢性感染动物尿或生殖道中的病原。目前显微镜凝集溶解试验、间接免疫荧光试验、补体结合试验、酶联免疫吸附试验和炭抗原凝集试验是检测钩端螺旋体抗体的常用方法。

（1）显微镜凝集试验（MAT）　该试验具有高度特异性和敏感性，是评估其他血清学试验的参考试验，既是本病诊断常用方法之一，又是钩端螺旋体分群、型的主要方法之一。该方法对动物个体急性感染的诊断价值高，动物康复期抗体滴度比急性期高4倍，即可确诊。钩端螺旋体可与相应的抗体产生凝集溶解反应，抗体浓度高时发生溶菌现象（在暗视野显微镜检查时见不到菌体），抗体浓度低时发生凝集现象（菌体凝集成一朵朵菊花样）。试验时用我国标准菌株的活钩端螺旋体作为抗原，吐温 −80 BSA 液体培养基或其他合适培养基培养所选的菌株，28～30℃培养4～8 d，透光率达60%～70%；与不同稀释度的被检血清，在37℃作用2 h，之后取样做暗视野镜检。用钩端螺旋体的凝集百分比判定反应强度。抗原一致性是影响本方法的关键因素，一年中至少用高免血清、单克隆抗体或分子生物学方法检测抗原2次。抗原纯度亦经常用血琼脂来检测，用活抗原进行本试验敏感性最高。

（2）酶联免疫吸附试验（ELISA） 该试验主要用于检测新近感染的钩端螺旋体的 IgM 及没有实施过免疫地区的动物筛选，同时 ELISA 方法还可用于检测奶牛中哈德乔钩端螺旋体抗体。本方法以全菌作为包被抗原，主要有间接 ELISA 和斑点 ELISA 两种，现已成功应用于测定人、牛、羊、猪的钩端螺旋体病的抗体，发病后 5～6 d 便可检出 IgM 抗体。

五、预防控制

钩端螺旋体病的预防和管理需采取综合的措施，这些措施应包括消灭和管理好动物宿主、疫水的管理、消毒和个人防护等方面。

（一）消灭动物宿主

重点在灭鼠，结合群众性爱国卫生运动大力开展灭鼠工作。可采用磷化锌、普罗米利特或安妥等毒剂，将毒剂与谷粒、瓜菜等混合成饵，投放在鼠类出没的场所。在田间作物成熟前，鼠类的食物较少，野鼠觅食活动频繁，毒饵灭鼠效较好。每次投放毒饵时间应不少于两个晚上。对其他宿主动物要进行调查，对受感染并排泄病原体的家畜，特别是猪、牛、羊等要给予隔离和治疗，并加强对饲养场所及排泄物的管理。

（二）疫水的消毒及管理方面

应对流行区的水稻田、池塘、沟溪、积水坑及准备开发的荒地进行调查摸底，因地制宜地结合农田水利建设对疫源地进行改造。在收割谷物前排干稻田中的积水，以减少劳动时接触疫水的机会；使塘水尽量暴露，利用太阳照射杀灭部分钩端螺旋体；对污染的水源或积水，可用漂白粉或其他有效药物进行喷洒消毒。结合施农药和施肥，用草木灰、石灰氮、生石灰或土农药消灭病原体。

（三）个人防护

加强卫生宣传，提高群众对钩端螺旋体病的认识，避免与可能受染的污水接触。在进行与疫水接触的劳动时，尽量穿着长袖衣、长裤，并扎好袖口裤口，防止皮肤损破，减少感染机会。劳动中如有皮肤割损受伤时，应立即进行伤口清洁消毒。

对确诊的患者或在流行区中疑似患者应集中治疗，注意隔离、消毒，同时作好疫情报告工作，在流行区开展综合的防治措施以控制流行。

第二节　日本血吸虫病

一、对人畜的危害

血吸虫病是由日本分体吸虫引起的一种人畜共患的寄生虫病，严重威胁着人畜安全，给农业生产造成巨大危害。人感染日本血吸虫病在急性期，可出现发热、便血、腹泻、腹痛以及压痛等症状，血液中的嗜酸性粒细胞显著增加。慢性日本血吸虫病的主要特点是肝脾肿大或慢性腹泻。日本血吸虫病晚期会导致以门静脉纤维化为主的病变，可发展为肝硬化、腹水、巨脾等。家畜以牛、羊感染为主，其次为猪、犬、马、骡。家畜出现体瘦弱、腹水、腹泻，粪便混有脱落的黏膜和血液，具有鱼肠腐败样臭味。血吸虫病流行很广，危害极大，可造成病家畜大批死亡，特别是小家畜受害最为严重，成年家畜较轻。我国2022年修订的《一、二、三类动物疫病病种名录》将日本血吸虫病列为二类动物疫病。

二、病原学

日本分体吸虫为雌雄异体。雄虫乳白色，长10～20 mm，宽0.50～0.55 mm。有口、腹吸盘各一个，口吸盘在体前端；腹吸盘较大，具有粗而短的柄，在口吸盘后方不远处。体壁自腹吸盘后方至尾部，两侧向腹面卷起形成抱雌沟；雌虫常居雄虫的抱雌沟内，呈合抱状态，交配产卵。表皮光滑，仅吸盘内和抱雌沟边缘有小刺。口吸盘呈漏斗状，内有口，下接食道，食道两旁有食道腺。食道在腹吸盘前分为两支，向后延伸为肠管，至虫体后部1/3处复合并为一单管，并继续向后伸达虫体的末端。有睾丸7枚，呈椭圆形，在腹吸盘下排列成单行，每个睾丸有一输出管，共同汇合为一输精管，向前略为扩大而成贮精囊，开口在腹吸盘后抱雌沟内，为雄性生殖孔。雌虫较雄虫细长，长15～26mm，宽0.3mm，呈暗褐色。口、腹吸盘均比雄虫小。消化器官基本上与雄虫相同，食道在腹吸盘的背面处分成两支肠管，向后延伸，在卵巢后侧合并为一盲管。卵巢呈椭圆形，位于虫体中部偏后方两肠管之间，其后端发出一输卵管，并折向前方伸延，在卵巢前面和卵黄管合并，形成卵膜。卵膜周围为梅氏腺。卵膜前为管状的子宫，其中含卵50～300个，开口于腹吸盘后方，为雌性生殖孔。卵黄腺呈较规则的分枝状，位于虫体后1/4处。虫卵椭圆形或接近圆形，大小为70~100μm×50~65μm。淡黄色，卵壳较薄，无盖，在卵壳的侧上方有一个小刺（这个小刺常因观察时虫卵位置的不同，或由于卵壳外常附着一层坏死的组织细胞的关系，常不易看到）。卵内含有一个活的毛蚴。

三、流行状况

（一）分布

1894年日本片山出现皮肤奇痒的疾病，当时称为片山病。1904年日本人Katsurada在12份粪便样品中找到5个类似埃及血吸虫卵，后来又在猫的门静脉及其分支血管内找到了血吸虫成虫，命名为日本血吸虫。

日本血吸虫分布于西太平洋地区的日本、中国、菲律宾和印度尼西亚。日本自1976年起再未发现感染性钉螺，1978年起无新病例报告，成为全球第一个有效消灭血吸虫病的国家。日本血吸虫病在菲律宾主要流行于24个省，流行区分10个地区，主要为Visayas和Mindanao岛，家畜（黄牛、水牛、犬）和野鼠传染源占1/4。1937年，Lindu在印度尼西亚发现首例病例，主要流行地区为Napu和Lindu湖流域，通过执行防治规划，流行率显著下降，到1991年已接近1%。1905年，Catto在新加坡一例福建籍华侨尸体的肠系膜静脉内检获成虫。

同年美籍医生 Logan 在我国湖南常德一患病渔民的粪便中找到了虫卵，从而确定日本血吸虫在我国的存在。在中华人民共和国成立初期，血吸虫病分布于长江中下游及以南12个省份。通过防治已有广东、上海、福建、广西、浙江5地阻断了血吸虫病的传播。至2009年全国454个流行县（市、区）中已有265个阻断了血吸虫病的传播，有100个控制了血吸虫病的传播，尚未控制血吸虫病流行的地区疫情也大大减轻。目前我国流行区域只分布于长江流域及以南5省和云南、四川2省。

我国日本血吸虫病流行区可划分为三个类型，即水网型、湖沼型及山丘型。水网型：地处长江与钱塘江之间，即长江三角洲的广大平原地区；湖沼型：地处长江中下游沿江两岸的洲滩以及与长江相通的广大湖区；山丘型：主要分布在四川、云南两省的山区和丘陵地带。

（二）传染源

日本血吸虫病畜和患者的粪便中含有活卵，为本病主要传染源。猪、犬本身为宿主，可成为传染源。哺乳动物对日本血吸虫几乎都易感。牛（水牛、黄牛）和羊最易感，人也易感。该病主要通过皮肤、黏膜与疫水接触遭受感染。感染钉螺逸出尾蚴污染水源，含有尾蚴的水称为疫水，人畜接触疫水而发病。经水传播是血吸虫病的主要传播途径。各种动物与疫水接触的频率及接触的面积不同，因而感染率及感染程度也不同。同种动物的感染率与感染程度在不同地域也不相同。

（三）传播途径

日本分体吸虫的生活史必须通过钉螺为中间宿主，才能继续发育。成虫寄生在人或家畜的门静脉和肠系膜静脉内，一般雌雄合抱。雌虫交配受精后，在肠系膜小静脉末梢产卵。一条雌虫每天可产卵1 000个左右，产出的虫卵一部分顺血流到达肝脏，一部分逆血流沉积在肠壁。初产出的虫卵很小，内含卵细胞；虫卵在肠壁或肝脏内逐渐发育成熟，内部卵细胞变为毛蚴。由于虫卵内毛蚴分泌的毒素溶解肠壁形成溃疡，加上肠壁肌肉收缩作用，虫卵即进入肠腔，随宿主粪便排出体外。排出的虫卵如遇机会落入水中，在一定条件下即孵出毛蚴。一般说，如气候温和，普通水中的毛蚴可在数小时内孵出，其适宜的温度为25～30℃，适宜的氢离子浓度为弱碱性（pH7.4～7.8）。毛蚴呈梨形，大小平均为35μm×90μm，周身被纤毛，借以在水中迅速游动。若在水中遇到中间宿主钉螺，即靠头腺分泌的溶蛋白酶的作用，钻入钉螺的软体组织内，继续发育。如果毛蚴未遇到钉螺，一般在孵出后1～2d内自行死亡。

我国的钉螺为湖北钉螺（*Oncomelania hupensis*）。钉螺是一种很小型的螺蛳，其平均长度不到1cm，平均宽度0.25～0.35cm。螺壳褐色或淡黄色，有厣，螺壳有6～8个螺旋，一般以7个螺旋的最多。螺旋上有直纹的叫有肋钉螺，无直纹的叫光壳钉螺。钉螺能适应水、陆两种环境的生活，多见于气候温和、土壤肥沃、阴暗潮湿、杂草丛生的地方。腐败的植物是它的食物。它的滋生场所非常多样，河、沟、湖的水边等处均可滋生。雌螺自11月底开始到第二年7月均可产卵，其中以4—6月份产卵数最多。一只雌螺一年可产卵100个左右。幼螺在春季孵化，约经5个月发育为成螺。幼螺生活在水中，成螺则主要在陆上。钉螺的寿命一般不超过2年。

1. 成虫产卵及卵的排出

成虫寄生于终宿主的门脉、肠系膜静脉系统，虫体可逆血流移行到肠黏膜下层的小静脉末梢，合抱的雌雄成虫在此处交配产卵，每条雌虫每日产卵300～3000个。日本血吸虫雌虫在排卵时呈阵发性地成串排出，以致卵在宿主肝、肠组织血管内往往沉积呈念珠状，雌虫产卵量因虫的品系（株）、动物宿主及虫体寄生时间长短不同而异。所产的虫卵大部分沉积于肠壁小血管中，少量随血流进入肝。约经11d，卵内的卵细胞发育为毛蚴，含毛蚴的成熟虫卵在组织中能存活10d。由于毛蚴分泌物能透过卵壳，破坏血管壁，并使周围组织发炎坏死。同时肠的蠕动、腹内压增加，致使坏死组织向肠腔溃破，虫卵便随溃破组织落入肠腔，随粪便排出体外。不能排出的虫卵沉积在局部组织中，逐渐死亡、钙化。

2. 毛蚴的孵化

含有虫卵的粪便污染水体，在适宜的条件下，卵内毛蚴孵出。毛蚴的孵出与温度、渗透压、光照等因素有关。当温度在5～35℃均能孵出，一般温度愈高，孵化愈快，毛蚴的寿命也愈短，以25~30 ℃最为适宜。低渗透压的水体、光线照射可以加速毛蚴的孵化。水的pH也很重要，毛蚴卵化的适宜pH为7.5~7.8。毛蚴孵出后，多分布在水体的表层，做直线运动，并且有向光性和向清性的特点。毛蚴在水中能存活1~3 d，孵出后经过的时间愈久，感染钉螺的能力愈低。当遇到中间宿主钉螺，就主动侵入，在螺体内进行无性繁殖。

3. 幼虫在钉螺体内的发育繁殖

钉螺是日本血吸虫唯一的中间宿主。毛蚴袭击和吸附螺软组织是由于前端钻器的吸附作用和一对侧腺分泌黏液作用的结果。与此同时，毛蚴顶腺细胞可分泌蛋白酶以降解含有糖蛋白成分的细胞外基质，以利其钻穿螺软组织。随后，毛蚴不断交替伸缩运动，从已被溶解和松软的组织中进入，毛蚴体表纤毛脱落，胚细胞分裂，2 d后可在钉螺头足部及内脏等处开始发育为母胞蚴。在母胞蚴体内产生生殖细胞，每一生殖细胞又繁殖成一子胞蚴，子胞蚴具有运动性，破壁而出，移行到钉螺肝内寄生。子胞蚴细长，呈节段性，体内胚细胞分裂而逐渐发育为许多尾蚴。一个毛蚴钻入钉螺体内，经无性繁殖，产生数以千万计的尾蚴，尾蚴在钉螺体内分批成熟，陆续逸出。尾蚴形成的全部过程所需时间与温度有关，至少为44 d，最长是159 d。发育成熟的尾蚴自螺体逸出并在水中活跃游动。

4. 尾蚴逸出及侵入宿主

影响尾蚴从钉螺逸出的因素很多，最主要的因素是水温，一般在15~35 ℃范围内没有什么区别，适宜温度为20~25 ℃。合适的光线对尾蚴逸出有良好的作用。水的pH在6.6~7.8，尾蚴逸出不受影响。尾蚴逸出后，主要分布在水面下，其寿命一般为1~3 d。尾蚴的存活时间及其感染力随环境温度及水的性质和尾蚴逸出后时间长短而异。当尾蚴遇到人或动物皮肤时，用吸盘吸附在皮肤上，依靠其体内腺细胞分泌物的酶促作用、头器伸缩的探查作用，以及虫体全身肌肉运动的机械作用而协同完成钻穿宿主皮肤。在数分钟内即可侵入，尾蚴一旦侵入皮肤以后丢弃尾部。一般认为，后钻腺的糖蛋白分泌物遇水膨胀变成黏稠的胶状物，能黏着皮肤，以利前钻腺分泌酶的导向和避免酶流失等作用。前钻腺分泌物中的蛋白酶在钙离子激活下，能使角蛋白软化，并降解皮肤的表皮细胞间质、基底膜和真皮的基质等，有利于尾蚴钻入皮肤。

5. 成虫定居及营养

尾蚴脱去尾部，侵入宿主皮肤后，成为童虫。童虫在皮下组织停留短暂时间后，侵入小末梢血管或淋巴管内，随血流经右心到肺，再从左心入大循环，到达肠系膜上下动脉，穿过毛细血管进入门静脉。待发育到一定程度，雌雄成虫合抱，再移行到肠系膜下静脉及痔上静脉寄居、交配、产卵。自尾蚴侵入宿主至成虫成熟并开始产卵约需24 d，产出的虫卵在组织内发育成熟需11 d左右。成虫在人体内存活时间因虫种而异，日本血吸成虫平均寿命4.5年，最长可活40年之久。

（四）流行特征

本病的传播与流行同气候、土壤、放牧季节、使役情况、动植物区系和水源质量有关。例如长江流域及长江以南平原、湖沼地区的气候温和，雨量充沛，土壤肥沃，有利于分体吸虫中间宿主的繁殖，就有使动物感染分体吸虫的可能；在东北、西北、华北地区，就没有本病流行的条件。

（五）易感性

根据调查资料证明，人、畜、钉螺三者的阳性率有相互关系，一般钉螺阳性率高的地区，人、畜感染率也高；凡有患者及阳性钉螺的地区，则一定有病牛。耕牛感染存在着种间差别，黄牛感染率一般高于水牛。牛的感染率与性别关系并不显著，但与年龄有一定关系，一般黄牛年龄越大，阳性率越高；水牛的感染率则随年龄的增高而有降低的趋势。水牛有自愈现象。在不同地理条件下，耕牛的感染情况亦有不同，放牧于潮湿丘陵地区的耕牛感染率最高，平原地区次之，山区最低。牛的感染与放牧和下田生产有关，其中尤以放牧关系最为密切。旱作区耕牛感染分体吸虫病，主要是在放牧时接触疫水而得；水田区感染，主要是在水田耕作时接触病原体感染。牛的感染途径，主要经皮肤感染，还可以通过口腔黏膜或胎盘感染。

四、临床症状及病理变化

（一）临床症状

1. 动物

家畜感染血吸虫后，所表现的症状与畜别、年龄、感染程度、免疫性以及饲养管理等情况有密切关系。一般来讲，黄牛、奶牛症状较水牛、马属动物、羊和猪明显，山羊较绵羊明显，犊牛较成年牛明显。

黄牛或水牛犊大量感染时，病状很明显，往往呈急性经过。首先呈现食欲不正常、精神不佳、行动缓慢、呆立不动。感染20 d以后开始腹泻，继而下痢，有里急后重现象，粪中带有黏液、血液，甚至块状黏膜，有腥恶臭。患畜体温升高到40 ℃或40 ℃以上，营养不良、黏膜苍白、日渐消瘦、体质衰弱，严重的站立困难、全身虚脱，很快陷于死亡。有的在持续2~3个月，逐渐转为慢性，但往往反复发作，使患畜瘦弱不堪。这种慢性病牛的精神、役力均较差，若是母牛，则发生不孕或流产等现象。

胎儿期感染分体吸虫病的犊牛，症状更为明显，并且常常引起死亡。不死的，生长和发育障碍，常成为"侏儒牛"。

少量感染时，一般症状不明显，体温、食欲等均无多大变化，病程多取慢性经过。疫区的成年牛，特别是成年水牛，虽诊断为阳性病牛，但外观上无明显表现。

2. 人

（1）人慢性血吸虫病　接触疫水1～2 d，可出现尾蚴性皮炎。一般无明显症状，少数有轻度的肝脾肿大。如感染较重，可出现腹泻、腹痛、黏液血便等。患者有不同程度的消瘦、乏力。

（2）人急性血吸虫病　常见于初感染者，慢性血吸虫病患者再次大量感染尾蚴后也可发生。潜伏期长短不一，大多数为感染后35～56 d出现症状。此时正值成虫大量产卵，卵内毛蚴向宿主产生大量抗原，导致宿主抗体水平急剧升高，在抗原过剩的情况下，形成抗原抗体复合物，引起血清样综合征。少数感染者潜伏期短于25 d，最短者14 d，此时表现畏寒、发热、多汗、淋巴结及肝脏增大，常伴有肝区压痛、肝脏增大，左叶较右叶明显；脾肿大常见于重症感染，食欲减退、恶心、呕吐、腹痛、腹泻、黏液血便或脓血便等；呼吸系统症状多表现为干咳，偶见痰中带血，有气促、胸痛，X线检查可见点状、云雾状或雪花状浸润性阴影，多在发病后数月出现，一般持续2~3个月消失。重症患者可有神志迟钝、腹水、高度贫血、消瘦等症状。患者除有皮疹外，还可能出现荨麻疹、神经血管性水肿、出血性紫癜、支气管哮喘等过敏反应。

（3）人晚期血吸虫病　指肝硬化后出现的门静脉高压综合征，严重的生长发育障碍或结肠显著肉芽肿性增殖的血吸虫患者。由于反复或大量感染，虫卵肉芽肿严重损害肝，最终导致肝硬化，临床上出现肝脾肿大、门静脉高压和其他综合症状。根据临床表现，我国将晚期血吸虫病分为巨脾型、腹水型、结肠增殖型和侏儒型。

①巨脾型。脾脏肿大超过脐平线或横径超过腹中线。脾肿大达Ⅱ级，常伴有脾功能亢进、门静脉高压或上消化道出血者亦属此型。

②腹水型。晚期血吸虫病门静脉高压与肝功能代谢失调的结果，常在呕血、感染、过度劳累后诱发。高度腹水者可出现食后上腹部胀满不适、呼吸困难、脐疝、下肢水肿、胸水和腹壁静脉曲张。此型容易出现黄疸。

③结肠增殖型。一种以结肠病变为突出表现的临床类型，表现为腹痛、腹泻、便秘或便秘与腹泻交替出现，严重者可出现不完全性肠梗阻。本型可能并发结肠癌。

④侏儒型。患者在儿童时期反复感染血吸虫，以致慢性或晚期血吸虫病，影响内分泌功能，其中以腺垂体和性腺功能不全最为明显，患者表现为身材矮小、面容苍老、无第二性征等临床征象。此型患者现已罕见。

晚期血吸虫的主要并发症有上消化道出血和肝性脑病。50%以上的晚期患者死于消化道出血，出血部位多位于食管下端或胃底静脉。肝性脑病占晚期患者总数的1.6%～5.4%，以腹水型为最多。晚期患者若并发肝性脑病，死亡率可达70%以上。在我国，血吸虫病患者并发乙型肝炎的比例较高。

（4）人异位血吸虫病 重度感染时，童虫也可能在门脉系统以外寄生并发育为成虫，此为异位寄生。

（二）病理变化

本病所引起的病理组织变化，主要是由于虫卵沉积于组织中，产生虫卵结节。剖检时，肝脏的病变较为明显，其表面或切面肉眼可见粟粒大到高粱米大灰白色或灰黄色的小点，即虫卵结节。感染初期肝脏可能肿大，日久后肝呈萎缩、硬化。

严重感染时，肠道各段均可找到虫卵的沉积，尤以直肠部分病变更为严重。常见为小溃疡、瘢痕及肠黏膜肥厚。在肠系膜和大网膜也可发现虫卵结节。展开肠系膜对光照视，可找到寄生在肠系膜静脉中的成虫，雄虫乳白色，雌虫暗褐色，常呈合抱状态。此外，心、肾、胰、脾、胃等器官有时也可发现虫卵结节。

五、实验室诊断

（一）病原学诊断

1. 病原学检查

从粪便内检查虫卵、孵化毛蚴，从直肠黏膜活体组织检查虫卵或动物体内发现日本血吸虫虫体，是诊断本病最为可靠的方法。

（1）虫体收集与观察 剖杀家畜后，快速剥皮，剖开胸腔和腹腔，去胸骨。分开左右肺，结扎后腔静脉。找出胸主动脉，沿血管平行方向开口，从远心方向插入带橡皮管的玻璃接管，用棉线扎紧固定。橡皮管的另一端接自来水龙头，在肾脏后方紧贴脊柱处，将腹主动脉及后腔静脉同时结扎。分离出肝门静脉，向肝一端用棉线扎紧，离肝一端沿血管平行方向开口，插入带橡皮管的玻璃接管并固定。橡皮管的另一端接40目的铜筛。打开自来水并逐步加大水压，当出水无色时，关闭龙头。检查铜筛，发现血吸虫虫体即可确诊。

（2）直接涂片法 重感染地区家畜粪便、急性血吸虫家畜的黏液血便或在病畜肝脏中常可检查到虫卵。肝脏虫卵压片检查时取出肝脏，肉眼观察有无粟粒大小的白色结节。用眼科剪剪取结节，置载玻片上，每片可置4～5个结节。取另一盖玻片置结节之上，压紧，用胶布或橡皮筋固定。低倍镜显微镜下检查，发现虫卵即为阳性。

（3）肝脏虫卵毛蚴孵化法　含毛蚴的虫卵在适宜条件下可短时间内孵出，并在水中做迅速的直线运动。取肝脏10～20 g，剪碎，用组织捣碎机5 000～10 000 r/min 粉碎1～2 min，加入100 ml 水，用40目铜筛过滤，收集滤液，将滤液倒入260目尼龙筛兜，用水淘洗干净。将兜内肝组织进行毛蚴孵化。孵化器具、孵化条件及毛蚴判定参见粪便虫卵毛蚴孵化法。

（4）粪便虫卵毛蚴孵化法　采集粪便宜在春、秋两季进行，其次是夏季，不宜在冬季。采粪时最好于清晨从家畜直肠中采取或取新排出的粪便，采粪量为牛和马粪200 g、猪粪100 g、羊和犬粪40 g。将每头家畜的粪便分3份，每份粪量为牛和马50 g、猪20 g、羊和犬粪10 g，之后根据实际情况选用下列其中一种方法进一步操作。首先是尼龙筛淘洗孵化法（25℃），放在铜筛中淘洗，弃去滤杯，滤液倒入尼龙筛兜中用水淘洗干净，最后将洗粪渣倒入三角烧瓶或平底长颈烧瓶中加满25 ℃左右清水，为便于观察毛蚴，在瓶颈下1/2处加一块2～3 cm厚的脱脂棉，再加满水；其次是塑料杯顶管孵化，置粪于铜筛滤杯中，在盛满水的特别塑料杯内充分淘洗后，弃去滤杯，沉淀30 min，倒去2/3，加25 ℃水，盖上中间有孔的塑料杯盖，再加满水；将盛满水的试管口塞一块2～3 cm 厚的脱脂棉，倒插入塑料杯的孔中；最后一种是直孵法，将粪置于量杯中加少量水搅匀，再加满水，沉淀30 min 左右，倒去1/3～1/2，余下的粪水倒入平底长颈烧瓶中，加水至瓶颈下1/3处，加入2～3 cm 脱脂棉球，再加满孵化用水。

将通过以上操作方法获得的虫卵进行孵育，将装好的三角烧瓶（平底长颈烧瓶或塑料杯）放于20～26 ℃箱（室）中，在有一定光线的条件下进行孵育。从孵育开始到1 h、3 h、5 h 后各观察1次，每个样品每次观察应在2 min 以上并进行判定，以发现血吸虫毛蚴即判为阳性。血吸虫毛蚴眼观为针尖大小、灰白色、梭形，折光强，和水中其他小虫不同处是近水面做水平或斜向直线运动。

当用肉眼观察难与水中的其他小虫相区别时，可用滴管将虫吸出置显微镜下观察，显微镜下可见毛蚴前部宽，中间有个顶突，两侧对称，后渐窄，周身有纤毛。在一个样品中有1～5个毛蚴为＋，6～10个毛蚴为＋＋，11～200个毛蚴为＋＋＋，21个毛蚴以上为＋＋＋。

（5）直肠黏膜活体组织检查　慢性及晚期家畜直肠黏膜内沉积的虫卵，其中有活卵、变性卵和死卵，刮取直肠黏膜溃疡部位，压片镜检虫卵。

2. 检测抗原

日本血吸虫抗原复杂，大致包括酶性蛋白、肌相关蛋白、钙相关蛋白、线粒体相关蛋白、性别相关蛋白、信号蛋白和卵相关蛋白等。目前主要针对血吸虫的循环抗原进行诊断研究，而循环抗原（CAg）是活虫排放至宿主体内的大分子微粒，主要是虫体排泄、分泌或表皮脱落物，具有抗原特性，可被血清免疫学试验检出。循环抗原的检测有其优越性，不仅能反映活动性感染，且可评价疗效和估计虫荷。在感染血吸虫宿主体内循环抗原种类繁多，目前可检出比较重要的3类游离循环抗原，即肠相关抗原（GAA）、膜相关抗原（MAA）和可溶性虫抗原（SEA）。利用单克隆抗体和多克隆抗体检测技术，制备出多克隆和单克隆抗体，用反向间接血凝试验检测感染动物的循环抗原，检测水平可达到纳克敏感度。

3. 分子生物学技术

目前分子生物学技术中最常用的是基因重组技术、PCR 技术和新近发展的 LAMP 法（即环介导等温扩增法）为该病早期诊断及疗效评价提供了新方法。

将血吸虫的 DNA 分离后，用酶切技术将 DNA 降解为片段，装入质粒等载体中，再转染，产生目标蛋白，最终表达大量的有诊断价值的分子抗原（重组抗原）。或直接检测出宿主样本中血吸虫 DNA 片段，表明宿主体内有活的虫体存在，具有与病原检测同等的确诊价值。采用基因重组技术，表达日本血吸虫生活史各阶段的特异蛋白基因，纯化目的蛋白作为诊断抗原检测宿主体内的抗体，或采用 PCR 技术直接检测 DNA 片段。国际上研究较多的是曼氏血吸虫，我国学者主要研究的是日本血吸虫，该研究起步晚，主要针对中国大陆株进行研究。

（二）血清学诊断

目前，间接红细胞凝集试验是检测日本血吸虫抗体的常用方法，可用于家畜血吸虫病的诊断和流行病学调查，同时还可用于血吸虫病基本消灭和消灭地区的监测。另外环卵沉淀试验、酶联免疫吸附试验、斑点酶联免疫吸附试验、乳胶凝集试验等也可用于抗体检测。

1. 间接红细胞凝集试验

将可溶性血吸虫虫卵抗原吸附于红细胞表面，使红细胞致敏，致敏红细胞表面吸附的抗原与待检血清中特异性抗体结合，使红细胞被动凝集，肉眼可见，进行判定。

2. 环卵沉淀试验

成熟虫卵内毛蚴的分泌排泄物是良好的抗原性物质，抗原自卵内渗出后与血吸虫感染家畜的血清作用时，在卵的周围形成特异性沉淀物，属于沉淀反应。

3. 酶联免疫吸附试验

斑点 ELISA（Dot-ELISA）是在常规 ELISA 方法的基础上发展起来的，以硝酸纤维膜（NC 膜）代替聚苯乙烯板，在膜上滴加抗原或抗体，封闭后按常规 ELISA 试验操作，最后用不溶性底物显色，一般是二氨基邻苯胺（DAB），其氧化产物为不溶的棕色产物，根据显色反应的有无或颜色深浅，进行定性或半定量判断。中国农科院上海家畜寄生虫病研究所开发有日本血吸虫病单克隆抗体斑点酶联免疫吸附试验试剂盒。

4. 乳胶凝集试验

以聚苯乙烯胶乳颗粒为载体，将血吸虫抗原联结在胶乳颗粒上，试验时将一定量的联结有抗原的胶乳试剂加入待检血清中，如待检血清中有相应抗体，则抗原抗体结合，胶乳粒发生凝集。

六、预防控制

（一）消灭传染源

人畜同步治疗是控制传染源的有效途径。对人采取综合查病的方法对查出的血吸虫病患者普遍进行治疗，既可及时治疗患者，保护劳动力，又可迅速控制传染源，兼收防治结合之效。我国血吸虫病流行区，多年来通过坚持不懈地防治，患者显著减少，有的地区消灭了血吸虫病，整个流行区感染度普遍下降。

对病牛等病畜是控制传染源的又一项重要措施，而且对发展畜牧业有重要意义。在调查的基础上，确定治疗对象。病畜的治疗用硝硫氰胺，以2%水混悬液1次静脉注射疗法，剂量为5～2 mg/kg（体重），一次治愈率为98%以上。

（二）切断传播途径

1. 灭螺

灭螺是切断血吸虫病传播的关键，主要措施是结合农田水利建设和生态环境改造，改变钉螺滋生地的环境以及局部地区配合使用杀螺药。目前世界卫生组织推荐使用的化学灭螺药为氯硝柳胺。在短期内不易消灭钉螺的湖沼洲滩地区，采用建立"安全带"的方法，即在人畜常到的地带（称易感地带）反复灭螺，以达到预防和减少感染的目的。

2. 粪便管理

感染血吸虫的人和动物的粪便污染水体是血吸虫病传播的重要环节，因此，管好人、畜粪便在控制血吸虫病传播方面至关重要。由于人尿和尿素分解后产生的氨能杀灭虫卵，因此采用粪、尿混合贮存的方法杀灭粪便中的虫卵，有助于控制血吸虫病的传播。

3. 安全供水

结合农村卫生建设规划，因地制宜地建设安全供水设施，可避免水体污染和减少流行区居民直接接触疫水的机会。尾蚴不耐热，在60℃的水中会立即死亡，因此家庭用水可采用加温的方法杀灭尾蚴。此外，漂白粉、碘酊及氯硝柳胺等对尾蚴也有杀灭作用。

（三）保护易感者

人类感染血吸虫主要是人的行为所致。加强健康教育，引导人们改变自己的行为和生产、生活方式，对预防血吸虫感染具有十分重要的作用。对难以避免接触疫水者，可使用防护药、具，如穿长筒胶靴、经氯硝柳胺浸渍过的防护衣或涂擦苯二甲酸二丁酯油膏等防护药物。由中国学者自行研制的青蒿素衍生物蒿甲醚和青蒿琥酯对童虫有很好的杀灭作用。

第三节　肝片吸虫病

一、对人畜的危害

片吸虫病（Fascioliasis）是由肝片形吸虫（Fasciolahepatica）和巨片形吸虫（Fasciolagigantica）寄生于草食性哺乳动物的肝胆管内或人体而引起的人畜共患寄生虫病。该病是牛、羊等动物严重的寄生虫病之一，感染率高达20%～60%。肝片吸虫摄取宿主的养分，引起营养状况恶化，幼畜发育受阻，肥育度与泌乳量下降，严重危害畜牧业发展。

肝片吸虫对人体的损伤大致可分为童虫和成虫两方面。早期童虫穿过肠壁进入腹腔，在此过程中可破坏组织，在虫道上留有出血灶。童虫在肝实质中移行时，以肝细胞为食，损伤肝组织。随着童虫的发育，肝损伤更为广泛，可出现纤维蛋白性腹膜炎。肉眼可见肝脏明显充血，其间布满乳白花纹（硬结部分）。镜检可见肝损伤处充满肝细胞残片、嗜酸性粒细胞、中性粒细胞、淋巴细胞和巨噬细胞。肝组织表面偶有小脓肿，脓肿内充满嗜酸性粒细胞及大量的夏科－雷登结晶。童虫在肝内游走约6周后进入胆管中寄生并发育为成虫。成虫寄生在胆管内，使管腔明显增大，突出于表面。虫体的吸盘及皮棘等机械性刺激，可引起炎症性改变，并易致继发性感染而引起细胞性胆管炎或肝脓肿。虫体能产生大量的脯氨酸，可诱发胆管上皮增生，因此成虫引起的主要病变是胆管炎症及上皮增生，致使胆管管腔变窄，管壁增厚，胆管周围亦有纤维组织增生。严重者可见较大的胆管也有慢性阻塞及胆汁淤积，从而发生胆汁性肝硬化。

二、病原学

成虫为雌雄同体，肝片吸虫又称肝蛭、肝瓜子仁虫。肝片吸虫虫体大小（ 2.0～5.0 ）cm×（ 0.8～1.3 ）cm，背腹扁平，似叶形，呈深红褐色。体前端呈圆锥状突起，称为头锥，头锥后虫体骤宽称为肩峰。口吸盘较小，位于虫体顶端，腹吸盘略大，位于头锥基部。虫卵甚大（ 130～150 ）μm×（ 63～90 ）μm，椭圆形，淡黄褐色，卵壳薄，分两层，一端有小盖，卵内充满卵黄细胞。

三、流行状况

（一）分布

肝片吸虫呈世界性分布，尤其是在中南美洲、欧洲、非洲等国家流行较多见，法国、葡萄牙和西班牙是人感染肝片吸虫的主要流行区。根据世界卫生组织1979年的资料记载，秘鲁某些村庄中15岁以下儿童的感染率达4.5%～34.0%，马拉维个别地区的感染率为2.4%。

我国肝片吸虫病的流行与其他国家情况基本相同，在泥沟、田园、山岳间低湿地带，凡有椎实螺生存的地带该病都广泛流行。我国从东北到西北牧区，及南方各省农业区呈散发或地方性流行，尤其在贵州、湖北、内蒙古、陕西、广西、广东、东北、山东、江西、云南、西藏、甘肃等地，肝片吸虫病流行较为严重。

我国第一例患者于1954年在贵州发现。在我国人群感染率为0.002%～0.1710%，散发于15个省份，其中以甘肃省的感染率最高。目前估计全国感染人数为12万。

（二）传染源

我国养牛、养羊的区域都会发生肝片吸虫病。肝片吸虫的宿主非常广泛，除牛、羊外，还可寄生于猪、马、犬、猫等动物。动物体内的成虫能够生存3~5年，有时甚至更长，感染的动物或人可持续地将大量虫卵排到体外，对环境造成污染，这也是该病的主要传染源。

（三）传播途径

在终末宿主肝胆管内成虫产卵，随胆汁进入肠道，混于粪便中排出体外，在22~26℃水中，经9~14 d发育为含毛蚴卵，并迅速钻入椎实螺（肝片吸虫的中间宿主约有20多种锥实螺，在我国已证实分布的常见椎实螺有小土蜗、截口土蜗、椭圆萝卜螺、耳萝卜螺4种），在螺体内经胞蚴和雷蚴两代发育成尾蚴，其后从螺体逸出，在水面下浮游，当接触动物体（植物或腐生物）后脱去尾部，形成囊蚴，附于水中物体上（如水草），其体形颇似草帽状。当宿主生食含有囊蚴的水生植物后，囊蚴经小肠消化液脱囊后，逸出后成为尾蚴，经肠壁进入腹腔发育为童虫。在腹腔约48 h，童虫钻破肝被膜进入肝实质中，以肝组织为营养继续发育，在肝内游走约6周后最终进入肝胆管中寄生，约经4周发育为成虫。自感染囊蚴到粪便中找到虫卵，最短10~11周，每条成虫每天可产卵约20 000个。成虫在人体内寿命可达12年。

人因生吃带囊蚴的水生植物、含囊蚴水草或饮用含囊蚴的河水、或生食、半生食含肝片吸虫童虫的牛羊内脏（如肝）而遭受感染。

（四）流行特征

牛羊的肝片吸虫感染率多为20%~60%，个别严重的区域畜群感染率可高达100%，可引起牛羊死亡，尤其是幼畜和绵羊的大批死亡，死亡率高达70%~90%。外界环境的温度、湿度、水和椎实螺的存在是该病流行的重要因素。本病在多雨年份多发，特别是在久旱逢雨的温暖季节与多雨年份，常促成暴发。北方以8—9月份、南方以9—11月份感染最严重。

四、临床症状及病理变化

（一）临床症状

1. 动物

家畜肝片吸虫病的临床表现因感染数量、机体抵抗力、宿主年龄、饲养管理条件等不同而有差异。轻度感染一般不表现症状，一般牛（约250条成虫）、羊（约50条成虫）则表现出症状，但幼畜轻度感染即可表现症状。虫体寄生于牛羊等的肝脏胆管中，可引起病畜消瘦、贫血、水肿、生长发育迟缓，发生功能障碍。病程可分为急性期、慢性期。

（1）急性型　比较少见，在短期内吞食大量（2 000个以上）囊蚴后2～6周发病，多发生于夏末秋初。病势迅猛，初期发热、衰弱、易疲劳；叩诊肝区半浊音界扩大，压痛感明显；很快出现贫血、黏膜苍白、红细胞及血红素显著降低等，严重者多在几天内死亡。羊最敏感，常常引起大批幼羊死亡，有时突然倒毙。急性期一般持续3~4个月。

（2）慢性型　此类型较多见，吞噬中等量（200～500个）囊蚴后4~5个月发病，多发生于冬末春初。患畜逐渐消瘦，黏膜苍白、贫血，被毛粗乱易脱落，反刍异常，便秘与下痢交替发生，粪便呈黑褐色。眼睑、下颌、胸腹皮下出现水肿，腹水，触诊有波动感或捏面团样感觉，无痛感。幼畜发育受阻，育肥度和泌乳量下降，公畜生殖障碍，母畜不孕或流产甚至发生瘫痪，继而出现周期性瘤胃膨胀或前胃迟缓，最终因极度衰竭而死亡。

（3）异位损害　童虫在腹腔中移行，可穿入或随血流进入受侵害的器官，如肺、胃、脑、眼眶及皮下等处，器官不同症状各异，其症状为胸痛、咳嗽、视力障碍。

（4）转续寄生　个别地方的牧民有生食牛羊鲜肝的习惯，这使肝内活虫可直接寄生于人体咽部，引起咽部肝片吸虫病。其症状是咽部黏膜水肿、发炎、造成呼吸、吞咽困难等。

2. 人

本病的潜伏期为2~3个月，病程分急性期与慢性期。急性期一般持续3~4个月，此时童虫在肝脏内移行并以肝细胞为食，引起损伤性肝炎。患者畏冷、发热、出汗及右上腹疼痛；热型多为弛张热或稽留热，多数患者感乏力、食欲缺乏、腹胀，末梢血中嗜酸性粒细胞明显增多，部分患者体重减轻或有荨麻疹。肝脏轻度或中度肿大，中等硬度，轻压痛，少数病例脾脏也增大。虫体移行至胆管发育为成虫时，病程转入慢性期。成虫食胆管内壁组织。成虫的机械性刺激及其产生的脯氨酸可引起胆管扩张和胆管上皮细胞增生，常合并胆管炎、胆石症或胆管堵塞。患者表现肝区疼痛、黄疸、贫血和肝功能异常。少数虫体可经体循环窜至皮下、胸腔或脑部等处寄生，形成嗜酸粒细胞性脓肿或纤维增生，引起相应的症状和体征，但虫体在这些部位不能发育成熟。

（二）病理变化

肝片吸虫病的病理变化根据其发育阶段不同而有不同的表现，并且和感染量有关。

病畜的病理变化主要表现在肝脏，其变化程度与感染数量及病程长短有关。在原发性大量感染，取急性经过的病例中，可见到急性肝炎，有肝脏增大、出血等病灶，其中包膜有纤维素沉积，有暗红色素状物，质软，挤压切面时有黏稠黄色液体流出，其中掺杂有尚未成熟的幼龄体，腹腔内有血色的液体和有腹膜炎病变。慢性病例可见皮下脂肪缺乏，肌肉稀软多汁，内脏颜色苍白，血液稀薄，凝固不良。心脏、网膜、肾及肠系膜等处的脂肪呈胶冻样、灰白色，心包、胸腔及腹腔积液，呈橙黄色。慢性增生性肝炎，被破坏的肝组织形成瘢痕性的淡灰白色条索，肝表面的白色条索状隆起及胆管增粗现象，提示有肝片吸虫。肝实质萎缩、褪色、变硬、边缘钝圆，小叶间结缔组织增生。胆囊肿大，胆管肥厚，扩张成绳索样突出于肝表面。胆管内壁粗糙而坚实，内含大量血性黏液和虫体，以及黑褐色成粒状或块状的磷酸盐结石。

（三）实验室诊断

1. 病原学诊断

粪便镜检获虫卵是确诊肝片形吸虫病的根据，但应与姜片虫卵、棘口吸虫卵相鉴别。

对急性期胆管阻塞的患者以及异位寄生的病例，采用免疫学检测有助于本病的诊断。如ELISA、IHA和IFA等方法检测患者血清中的特异性抗体均有较高的敏感性。

采取新鲜粪便5～10 g，用沉淀法和尼龙筛集法检出肝片吸虫卵，虫卵呈长卵圆形，黄色或黄褐色，大小为（133～157）μm×（74～91）μm，可初步诊断为肝片吸虫病。

取山羊新鲜的粪便5 g捣碎后，放于一容器内，加5~10倍量清水搅匀后，自然沉淀约20 min，后将上清液倒掉，再加入清水搅匀，再沉淀，如此反复进行2~3次，至上清液亮为止。最后倾倒掉大部分上清液，吸取少量于载玻片上，加盖玻片镜检。镜检发现虫卵呈长卵圆形，黄色或黄褐色，大小为（133~157）μm×（74~91）μm，可初步诊断为肝片吸虫病。

硝酸铅漂浮法：硝酸铅溶液比重为1.5，在20~22℃，可迅速把肝片吸虫、前后盘吸虫的虫卵浮起。硝酸铅溶液的配制系将650 g硝酸铅溶解于1 L热水中。粪检操作的方法同饱和食盐水浮集法。

2. 免疫学检查

在本病急性期，虫体在腹腔和肝组织中移行以及异位寄生病例，不能用检查虫卵的方法来确诊，免疫学方法有助于本病的诊断。成虫粗抗原的皮内试验，因与其他吸虫病等有明显的交叉反应，故仅可作为初步鉴别诊断或流行病学检查的初筛。抗原提纯后用于血清抗体测定，推荐使用ELISA，其结果显示了较高的特异性和灵敏度。近年研究显示，循环抗原检测较抗体检测能更好地做出早期诊断，尚待临床进一步证实。

五、预防控制

（一）切断传染源

肝片吸虫病的传播主要是源于病牛、羊和带虫者，因此驱虫不仅是治疗病羊，也是积极的预防措施，关键在于驱虫的时间与次数。急性病例一般在9月下旬幼虫期驱虫，慢性病例一般在10月成虫期驱虫。所有牛、羊只每年在2—3月份和10—11月份应有两次定期驱虫。10—11月份驱虫是保护牛、羊过冬，并预防牛、羊冬季发病，2—3月份驱虫是减少牛、羊在夏秋放牧时散播病原。

（二）切断传播途径

1. 粪便处理

每天清除圈舍内的粪便后进行堆肥，利用粪便发酵产热而杀死虫卵。对驱虫后排出的粪便，要严格管理，不能乱丢，集中起来堆积发酵处理，防止污染羊舍和草场及再次感染发病。

2. 牧场预防

（1）选择高燥地区放牧，不到沼泽、低洼潮湿地带放牧。

（2）轮牧是防止肝片吸虫病传播的重要方法。把草场用网围栏、河流、小溪、灌木、沟壑等标靶分成几个小区，每个小区放牧30～40 d，按一定的顺序一区一区地放牧，周而复始地轮回放牧，以减少肝片吸虫病的感染机会。在冬季和初春，气候寒冷，牧草干枯，大多数羊消瘦、体弱，抵抗力低，是肝片吸虫病患羊死亡数量最多的时期，因此在这一时期，应由放牧转为舍饲，加强饲养管理，来增强抵抗力，降低死亡率。

（3）在发病地区，尽量饮自来水、井水或流动的河水等清洁的水，不要到低湿、沼泽地带去饮水。

（4）消灭中间宿主椎实螺是预防肝片吸虫病的重要措施。在放牧地区，通过兴修水利、填平改造低洼沼泽地，来改变椎实螺的生活条件，达到灭螺的目的。据资料报道，在放牧地区大群养鸭，既能消灭椎实螺，又能促进养鸭业的发展，是一举两得的好事。

（5）禁止将有虫体的肝脏乱弃或在河水中清洗，或把洗肝的水到处乱泼，而使病原人为地扩散。对有严重病变的肝脏应立即做深埋或焚烧等销毁处理。

第四节　棘球蚴病

一、对人畜的危害

棘球蚴病（Echinococcosis）又称包虫病（Hydatidosis），是由寄生于犬、狼、狐狸等动物小肠的棘球绦虫中绦期幼虫——棘球蚴，感染中间宿主而引起人与动物共患的寄生虫病。棘球蚴寄生于牛、羊、猪、马等家畜及多种野生动物和人的肝、肺及其他器官内，由于蚴体生长力强、体积大，不仅压迫周围组织使之萎缩和功能障碍，还易造成继发感染。如果蚴体包囊破裂，可引起过敏反应，给人和动物造成严重的疾病，甚至死亡。在各种动物中该病对羊，尤其绵羊的危害最为严重。该病呈世界性分布，尤其在经济不发达国家流行最为严重，导致全球性的公共卫生和经济问题，受到各国的普遍关注。每年世界各地都有人患棘球蚴病而丧失劳动力或身体衰弱继发多种疾病而死亡的报道，动物发生棘球蚴病更是常见。在我国棘球蚴病主要流行于西北部和东北部的广大牧区及大部分农村，危害十分严重。我国2022年发布的《一、二、三类动物疫病病种名录》将棘球蚴病列为二类动物疫病。

二、病原学

在我国引起动物及人棘球蚴病的病原为细粒棘球蚴和多房棘球蚴。这两种棘球蚴的成虫分别寄生于犬、狼及其他犬科动物小肠的细粒棘球绦虫和寄生于狐狸、犬、猫小肠内的多房棘球绦虫。其中细粒棘球绦虫分布广泛，是最重要的虫种。

（一）细粒棘球绦虫

1. 成虫

眼观乳白色，长度为2～11 mm，多数在5 mm以下。显微镜下观察，虫体由4～6个节片组成，最前端为头节，其后为颈节，后接链体，根据生殖器官发育程度链体又分为幼节、成节和孕节。头颈部呈梨形，有顶突和4个吸盘，顶突上有大小相间的呈放射状排列的两圈小钩共28～48个。吸盘圆形或椭圆形，平均直径0.014 mm。幼节仅见生殖基。成节内有雌雄生殖器官各一套，生殖孔开口于节片一侧的中部或偏后，睾丸45～65个，分布于生殖孔水平线的前后方。孕节长度占虫体全长的1/2，几乎被充满虫卵的子宫所占据，子宫向两侧伸出不规则的分支，子宫有侧囊是细粒棘球绦虫的特征，子宫内含虫卵200～800个。

2. 幼虫

幼虫即棘球蚴，也称为续绦期。眼观圆形或不规则的囊状体，大小因寄生时间、部位和宿主的不同而异，由不足1 cm到数十厘米不等。棘球蚴为单房囊，由囊壁和内含物组成。囊壁乳白色，分两层，外为角皮层，厚1～4 mm，似粉皮，较脆易破；内为生发层，半透明。两层合称棘球蚴的内囊，其外有宿主组织形成的纤维包膜，称棘球蚴外囊。内容物包括囊液及子囊、孙囊和原头蚴组成的棘球砂。

（二）多房棘球绦虫

1. 成虫

成虫和细粒棘球绦虫相似。长度为1.2～3.7 mm，是带科绦虫中最小的一种。虫体有2～6个节片，最前端为头节，其后依次为颈节、幼节、成节和孕节。头颈部呈梨形，有顶突和4个吸盘，顶突上有两圈小钩共23～36个。生殖孔不规则交替开口于节片一侧的中部偏前，睾丸16～36个，孕节子宫囊状，内含虫卵200个左右。虫卵的形态和大小与细粒棘球绦虫难以区别。

2. 幼虫

幼虫称为泡球蚴，由无数淡黄色或白色形状不规则的囊泡聚集而成。在适宜中间宿主（如小型哺乳动物）体内囊泡呈圆形或椭圆形，囊泡大小基本相同，直径0.1～0.7 cm，囊泡内含透明囊液和原头蚴，有的含胶状物而无原头蚴，囊泡外壁角皮层较薄且常不完整。在不适宜中间宿主（如人）体内常为囊泡群或团块物，含少量胶质物，少或无原头蚴，质地较硬，表面凸凹不平，无限制性纤维组织被膜，与周围组织界线不清。泡球蚴主要是外生性出芽繁殖，不断以浸润方式长入周围组织，少数也可向内芽生形成隔膜而分离出新囊泡。1～2年即可全部占据所寄生的器官，还可以向器官表面蔓延至体腔内，犹如恶性肿瘤，因此，又称为"虫癌"。囊泡的外生性子囊可经血液及淋巴迁移到其他部位，发育为新的泡球蚴。

三、流行状况

（一）分布

棘球蚴病（Echinococcosis）是由棘球绦虫的幼虫寄生于人畜体内引起的疾病，俗称包虫病（Hydatidosis）。我国有由细粒棘球绦虫（*E·granulosus*）的幼虫引起的囊型包虫病（Cystic echinococcosis）和多房棘球绦虫（*E·multilocularis*）的幼虫引起的泡型包虫病（Alveolar echinococcosis）。我国以囊型包虫病为主，是包虫病高发国家，目前21个省（市、区）报道有原发性人畜包虫病及家、牧犬细粒棘球绦虫感染，波及国土面积的85%，推算全国包虫病患者数为38万人，受威胁人口5000万。流行区主要分布于西部、北部和西北的牧区和农牧区，以西藏、青海、四川、新疆、甘肃、宁夏、内蒙古和云南等省（区）最为严重。由于流行广泛，宿主丰富，地理生态复杂，分布于我国的细粒棘球绦虫可能存在不同的株型。泡型包虫病又被称为"虫癌"，是高度致死的疾病，患者不经治疗，10年死亡率可达90%。主要流行于西藏、青海、四川、宁夏、甘肃、新疆的部分地区。包虫病重要的流行国家有东亚的蒙古，中亚的土耳其、土库曼斯坦，西亚的伊拉克、叙利亚、黎巴嫩，南美的阿根廷、巴西、智利，大洋洲的澳大利亚，以及非洲北部、东部和南部的一些国家。其他人体棘球蚴病的病原体还有少节棘球绦虫（*E. oligarthrus*）和伏氏棘球绦虫（*E. vogeli*），目前我国没有这两种虫体。

（二）传染源

家犬和狐狸等野生动物是主要传染源。犬因食入病畜内脏而感染，病犬排出的虫卵污染牧场、水源等自然环境及羊毛等畜产品，人由于与家犬接触，或食入被虫卵污染的水、蔬菜或其他食物而感染。

（三）传播途径

棘球绦虫必须依赖两种哺乳动物宿主才能完成其生活周期，经过虫卵、棘球蚴和成虫三个阶段。成虫寄生于犬科动物（如狼、野狗、豺狗等）和猫科动物的小肠内，孕节片或虫卵随粪便排出；细粒棘球绦虫的虫卵经由有蹄动物中间宿主（如绵羊、牛、猪、马、骆驼等）吞入虫卵发育成棘球蚴，多房棘球绦虫经由啮齿目和兔形目动物吞入虫卵发育成棘球蚴（也称泡球蚴）；棘球蚴在肝、肺和其他脏器中发育，人偶然受感染后导致棘球蚴在肝、肺等器官形成占位性病灶；棘球蚴被终宿主吞食后在小肠内发育为成虫。

细粒棘球绦虫主要在家畜中循环，细粒棘球绦虫的中间宿主有多种，主要为有蹄类家畜（绵羊、牛、猪、山羊、马、骆驼等）；多房棘球绦虫主要在啮齿目和兔形目等野生动物中循环，其主要的中间宿主是鼠兔、青海田鼠等。

（四）流性特征

我国棘球蚴病流行的特点是由西向东有明显减弱趋势，大部分地区属高寒草甸，干旱少雨；有些地区是高寒山区，气候寒冷。这些地区以农牧业作为主要生产生活类型，各种动物资源十分丰富，且相互之间构成较为固定的捕食与被捕食食物链，构成了棘球蚴病在动物间、人和动物间传播和流行的有利条件。如终末宿主犬、狼等和家畜之间形成稳定的细粒棘球绦虫发育循环，造成人间囊型包虫病流行。犬、狐等终末宿主和数量巨大、种类繁多的野生小型哺乳动物之间相互传播的稳定性，导致人间泡型包虫病流行。

犬科和猫科动物是棘球绦虫的终末宿主。棘球绦虫寄生于它们的小肠，虫卵随粪便排出，污染水源、土壤、草场、畜舍和食物，人畜及小型哺乳动物食入虫卵而被感染。特别在青藏高原地区，家犬已成为农牧民重要的生产资料，数量庞大；此外，流行区存在大量野犬或无主犬，这些犬是棘球蚴病最为重要的传染源。特别是多房棘球绦虫，最初是在野生食肉目动物和小型哺乳类动物中循环的寄生虫，但由于家犬的介入，增加了其生活传播环节，即野生循环和家养循环，后者是造成泡球蚴病发病率增加的主要原因，同时也增加了防治难度。

虫卵对外界环境（温度、湿度、紫外线、化学制剂）的抵抗力非常强，能在自然状态下可保持感染力1~2年。因此，犬科动物排出的虫卵随犬、人类活动及土、风、水的散播，留存于人及家畜、小型哺乳动物活动场所的机会多，相应的人和动物感染机会就增多。

四、临床症状及病理变化

（一）临床症状

1. 动物

轻度感染或初期感染都无症状。牛严重感染时，如在肺部会有长期的慢性呼吸困难和微弱的咳嗽，患牛剧烈运动则能诱发明显的咳嗽。但一般在病初症状均不明显，呼吸障碍是逐渐产生并加剧的。听诊时，在不同部位有局限性的半浊音灶，在病灶处肺泡呼吸音减弱或消失。如棘球蚴破裂，则全身症状迅速恶化，体力极为虚弱，通常会窒息死亡。

肝感染严重时，叩诊时浊音区扩大，触诊浊音区病畜表现疼痛；当肝脏容积增大时，腹右侧膨大；由于肝脏受害，病畜营养失调，反刍无力，常臌气，身体消瘦而衰弱。

绵羊对本病较牛敏感，死亡率比牛高。在严重感染时，绵羊肥育不良，被毛逆立，易脱落。肺部感染时有明显的咳嗽，一般在连续咳嗽后羊遂躺卧地上，不能立即起立。

猪、骆驼等家畜感染棘球蚴后，不如牛羊症状明显，通常有带虫免疫现象。

成虫在犬引起的症状，当严重感染时，病犬有腹泻、消化不良以及消瘦与衰弱的表现。

2. 人

包虫病也称为"第二癌症"，患者早期可无任何临床症状，多在体检中发现。主要的临床表现为棘球蚴囊占位所致压迫、刺激或破裂引起的一系列症状。囊型包虫病可发生在全身多个脏器，以肝、肺多见。泡型包虫病原发病灶几乎都位于肝脏，就诊患者多属晚期。

（1）肝囊型包虫病　主要为占位性和破裂的表现。

棘球蚴囊占位性表现：患者出现肝大、右上腹部包块，可有肝区隐痛、上腹饱胀感、消化不良、消瘦、贫血和门静脉高压等表现。肝区持续钝痛及叩痛。肝顶部棘球蚴囊合并感染后炎症累及膈肌及胸膜会产生粘连、炎症浸润及右胸腔积液。

棘球蚴囊破裂的表现：破入腹腔最为常见，并引起腹腔继发性包虫病。多数患者可产生过敏反应，表现出皮肤红斑、瘙痒、荨麻疹、恶心、胸闷等现象，少数会有严重的过敏性休克。患者可突然出现上腹部疼痛，可累及全腹，类似消化道穿孔的表现，但数十分钟后可自行缓解甚至消失。体检时患者仅上腹部有压痛，其他部位无明显肌紧张，但如果是合并感染或胆瘘的棘球蚴囊破裂，则腹膜刺激征比较明显。过敏性休克常为棘球蚴囊破裂的严重后果，也是导致患者死亡的主要原因之一。

（2）肝泡型包虫病　主要为上腹部隐痛，有时伴有腹绞痛和寒战高热等感染症状；肝大或在肝区有明显肿块，肝脏质地坚硬，有时可触及硬结节；有不同程度的胆汁淤积性黄疸、门静脉高压症。泡球蚴具有"类肝癌"样浸润性生长的特点，可发生转移并出现转移病灶所在脏器的症状。主要的并发症是因胆道系统阻塞、感染而致的败血症或中毒性休克，肝功能损害，直至肝衰竭或多器官功能衰竭而死亡。

（3）肺囊型包虫病　可出现胸部隐痛、胀痛或刺激性咳嗽，巨大囊型包虫病可引起压迫性肺不张，重者胸闷气促，甚至呼吸困难。合并感染时可出现肺脓肿症状，如发烧、胸痛、咳嗽、咯脓痰。伴有支气管瘘者，脓痰中带有囊碎屑，重者咯血。合并破裂者若穿入支气管，则引起剧烈咳嗽，咯出大量水样囊液，其内带有内囊碎片，重者窒息死亡。个别患者偶尔咳出全部棘球蚴囊内容物，外囊塌陷闭合，而获痊愈。但大多难以完全咳出，囊腔继发感染，周围肺实质发生慢性炎症，宜手术治疗。若穿入胸膜腔，发生液（脓）气胸，随后继发多发性胸膜囊型包虫病。

（4）脑包虫病　发病率较低，主要见于儿童。多发于脑顶叶及额叶，小脑脑室及颅底部较少见，亦可见于硬脑膜及颅骨间等处。临床表现与一般占位性病变相似，常出现癫痫、颅内压增高等症状。

（5）骨包虫病　较少见。棘球蚴开始位于骨髓腔内，生长缓慢，继而沿骨松质与骨孔蔓延，骨质破坏，引起病理性骨折。囊肿穿破骨皮质，侵入周围软组织，出现巨大包块。若再向皮肤破溃，则形成长期不愈的瘘管，流出脓液和包虫碎屑，并可继发慢性化脓性骨髓炎。若累及关节，可引起病理性脱位。病变初期无明显症状，随着病情的发展，可出现疼痛、麻木、肢体肌肉萎缩。脊椎、骶骨等处的囊肿可压迫神经，产生神经压迫的症状和体征，甚至截瘫。

（6）其他部位包虫病　囊型包虫病可发生在腹腔和盆腔、脾、肾、纵隔、心脏、肌肉和皮肤、膀胱、卵巢、睾丸、眼等部位；泡型包虫病可发生肺、脑等部位的转移，并出现相应部位的占位性局部压迫、刺激或过敏反应等临床症状和体征。少数患者可同时存在两种棘球蚴混合感染。个别泡型包虫病患者可出现寄生虫性栓塞。

（二）病理变化

肝、肺表面凹凸不平，可在该处找到棘球蚴；有时也可在其他脏器如脾、肾、肌肉、皮下、脑、脊椎管、骨等处发现。切开棘球蚴则可见有液体流出，将液体沉淀后，除不育囊外，即可用肉眼或在解剖镜下看到许多生发囊与原头蚴（即包囊砂）；有时肉眼也能见到液体中的子囊，甚至孙囊。另外，也偶然见到钙化的棘球蚴或化脓灶。

（三）实验室诊断

1. 病原学诊断

典型病例可根据流行病学资料、临床症状及病理变化作出初步诊断，确诊应以病原学结果为依据。动物死后剖检能通过肉眼发现组织器官中的棘球蚴。对犬细粒棘球绦虫感染的诊断可通过粪便检查排出的孕节或虫卵，也可用犬感染细粒棘球绦虫粪抗原 ELISA 检测试剂盒进行犬粪抗原检测。中间宿主的棘球蚴病以在内脏器官内查出幼虫期包囊或囊泡，在肝、肺发现棘球蚴即可确诊。

（1）棘球绦虫虫卵的检查

①粪样检查。采集犬粪样3～5 g，放入灭菌的带螺口盖50 mL 塑料管内，用饱和溶液富集虫卵法检测粪便中虫卵。取1份犬粪按比例加水或含3％吐温的1％福尔马林液剧烈搅拌混匀，1 000 r/s 离心10 min，1～2遍（以上清液澄清为准）。沉淀物与33％硫酸锌混合，或与蔗糖溶液混合，1 000 r/s 离心5～10 min，以相应的饱和溶液添加至离心管顶部（使液面凸出能接触盖玻片），管口覆上盖玻片。2～16 h 后取盖玻片放至载玻片上，显微镜下观察虫卵。

②土壤样品检查。采集适当的土壤样品加入合适比例的0.05％吐温水溶液，剧烈搅拌混匀，以孔径100目的沙网过滤，过滤液1 000 r/s 离心5 min，弃上清液，之后其余步骤同粪样检查。

（2）棘球蚴的检查　在屠宰场进行，选取一定量的牛羊，屠宰后检测肝和肺有无包囊，确定棘球蚴的幼虫期包囊后，测定包囊大小，记录数量，采集包囊样品，是检测棘球蚴感染的主要手段。一般能直接看到许多器官上感染的棘球蚴包囊。对牛、羊等动物肝、肺进行检查时，应进行触诊，必要时切开包囊或囊泡。猪、绵羊和山羊的肝脏可感染细颈囊尾蚴，对患病肝脏作鉴别诊断时这两种寄生虫不易区分，需特别注意。

福尔马林固定的样品可用常规的组织染色。目前过碘酸－雪夫反应呈阳性，是典型的棘球绦虫中绦期囊壁结构的显色特征，本染色法可清晰观察到宿主结缔组织之下的无细胞角质层，和含细胞或无细胞的具核生发层。子囊中或生发囊上的原头节可作为种的鉴别诊断。从冷冻、冷藏或90％乙醇保存的原头节或幼虫组织中提取 DNA，用于细粒棘球绦虫或多房棘球绦虫的基因定型。

（3）成虫检查

①剖检法。从犬体内分离鉴定棘球绦虫成虫非常必要，是监测棘球蚴病区

域流行的重要手段。由于对粪便的检查不能区分棘球属和带属的绦虫虫卵，处死被检犬后，需尽快取出小肠，并结扎两端。如病料不能冷冻或用福尔马林固定，要迅速检查，否则虫体会在24 h内崩解。将新鲜小肠剪成数段，立即浸泡于37 ℃生理盐水中进行检查，借助放大镜可看到肠壁上黏附的成虫，并计数。为精确计数将未固定的小肠截成4段或6段，沿纵轴剪开，浸于37 ℃生理盐水30 min，使虫体脱落。同时用刮舌板刮肠壁，全部材料煮沸，用筛除去颗粒，冲洗下来的内容物和碎屑置于黑底托盘，用放大镜和体式显微镜进行虫体计数。一般可在小肠的前1/3段发现细粒棘球绦虫成虫，多房棘球绦虫成虫一般寄生在小肠中部或后部。

剖检法是终末宿主多房棘球绦虫诊断最可靠的方法，也是调查本病群体流行情况和判定荷虫量的最佳和最廉价的方法。

②沉淀计数法。与其他检查方法的特异性、敏感性相比，此法被认为是"金标准"。依据上述剖检法原则，将全部沉淀物混合，抽取少量沉淀物放置于盘底画有小方格的长方形塑料盘中，在120倍立体显微镜下寻找虫体和计数。假如虫体总量在100条以内，全部计数。超过100条，按比例抽样计数，计算总虫体量。

③抽检黏膜刮取法。将终末宿主小肠纵向切开，用载玻片插入黏膜深处刮取黏膜物，设3个刮取部位，分别为小肠前端、中部和后段，每个部位刮5个点，共15个点。并将刮取物放置于干净的载玻片上，覆盖另一张干净的盖玻片，挤压，用120倍立体显微镜检查成虫。

④槟榔碱下泻法。给犬服用导泻药（最常用槟榔碱）可使小肠内容物排空，在排泄的粪便中检查有无棘球绦虫或其他绦虫。该法已普遍应用于家犬和牧犬感染棘球绦虫成虫的检查和监测。犬经口灌喂槟榔碱后出现两个过程，首先排出成形的粪便，随后排出黏液。将黏液样品（4 ml）用自来水稀释（100 ml），并盖上一薄层煤油或石蜡（约1 ml），煮沸5 min，静置后弃去上清液，用生理盐水或自来水反复冲洗沉淀物，直至上清液中大部分絮状物被除去为止。之后将沉淀物缓慢倒入带黑底搪瓷盘中，加适量生理盐水或自来水，检查虫体。由于15 %～25 %的犬用本方法不能有效下泻或有效排出虫体，因此该法的敏感性偏

低，但特异性为100%。第一次下泻后，犬可能继续排出成虫、节片和虫卵，因此在泻后继续将犬拴在检查点2h。用此法检查工作结束后，一定要对犬拴置区和检查操作区用煤油或喷灯焚烧，进行环境灭卵消毒。

对终末宿主体内的成虫或虫卵的检查，操作者均具有被感染的高危险性。因此应高度注意自我保护，必须穿连体工作服、胶鞋，戴手套、口罩和帽子。使用后的连体工作服要煮沸洗净，胶鞋用10%次氯酸钠溶液消毒，其余防护用品做无害化焚烧，严格防止操作人员经口感染棘球绦虫虫卵。检查中所有的感染性材料置 $-80\,℃\,48\,h$ 或 $-70\,℃\,4\,d$ 或 $70\,℃$ 加热 $12\,h$ 可消除感染风险。使用过的一次性防护用品都必须无害化焚烧处理。尽管次氯酸钠能杀死部分虫卵，但化学消毒并不可靠。污染物品应加热处理，加热 $85\,℃$ 以上效果最好。降低湿度（40%）并提高室温（ $30\,℃$ ）$48\,h$ 以上，可消除实验室污染。

（4）标本保存　由于虫体小，脆弱，进行形态学研究时最好用巴氏吸管把虫体移到生理盐水中，洗去杂质，静置约30min，待虫体活动全部停止，吸去液体，加入5%~10%冷福尔马林（ $5\,℃$ ），或标准固定液（FAA）固定至少12h。

2. 分子生物学检测

棘球蚴PCR技术已应用到对棘球蚴病的检测，目前已经建立了Digoxinum（DIG）标记DNA杂交诊断技术。该技术是以棘球蚴的囊液、子囊及原头蚴为模板，经PCR扩增获得471bp特异性区带、将扩增产物纯化后，用DIG标记DNA，制备成功特异性核酸探针用于细粒棘球蚴的检测。

3. 血清学检

（1）棘球蚴虫　虽有研究显示多种免疫学方法可用于棘球蚴病的诊断，但利用免疫学检测诊断动物棘球蚴病敏感性和特异性较低，且常与其他棘球蚴感染和其他绦虫幼虫期感染存在交叉反应，因而不能替代动物剖检诊断，临床上常用于大量动物棘球蚴病的筛查。

（2）成虫　犬通过食入棘球蚴包囊遭受感染，在虫体发育、虫卵形成的各个阶段抗原都暴露于小肠内，感染犬血清中可分别产生针对六钩蚴抗原和原头节抗原的特异性抗体。可通过检测血清中相应抗体进行诊断，还可通过粪抗原进行检测。

五、预防控制

在畜牧地区广泛进行环境卫生宣传，儿童期应有良好卫生习惯，避免接触患病动物。

包虫病的中间宿主包括家畜和野生动物，其预防不仅是生物学范畴内的一个复杂问题，而且也是一个严重的社会问题，应采取综合措施。

（一）加强流行区犬的处理和管制

犬为预防人体包虫感染的关键性一环，在包虫流行区野犬应一律灭绝，家犬严加限制，对必用的牧羊犬、猎犬或警犬等必须挂牌登记。定期驱绦虫和药物监测应列为常规制度。

（二）严格肉食卫生检查

肉联厂或屠宰场要认真执行肉食的卫生检疫，病畜肝、肺等脏器必须妥善进行无害化处理，如采用集中焚烧、挖坑深埋、药液毒等法，切忌喂狗。

第四章　细菌性人畜共患病

第一节　布鲁氏菌病

布鲁氏菌病（Brucellosis）又称布病，是由布鲁菌属（*Brucella*）细菌引起人与动物共患的变态反应性传染病。陆地或海洋中的所有哺乳动物均容易受到感染，但牛、羊、猪等家畜和野生动物最易感。布鲁氏菌是一种细胞内寄生的病原菌，对人和哺乳动物具有高度感染性和致病性，临床上动物以流产、胎衣不下、睾丸炎、附睾炎、关节炎等为特征。人感染表现为长期发热、多汗、生殖系统疾病、关节痛、肝脾肿大以及肌肉－骨骼系统和中枢神经系统的严重并发症等，至今尚无根治方法，因此成为一个严重的公共卫生安全问题。世界动物卫生组织（OIE）将该病列为必须报告的动物疫病，我国2002年修订的《一、二、三种动物疫病病种名录》将该病列为二类动物疫病，同时该病也是《中华人民共和国传染病防治法》规定的35种法定传染病中的乙类传染病、我国《职业病防治法》中规定的细菌性职业病之一。

一、病原及流行状况

（一）分类地位

参照《伯杰氏系统细菌学手册》第二版第二册（2005年），布鲁氏菌在分类上属根瘤菌目（Rhizobiales），布鲁菌科（Brucellaceae），布鲁菌属（*Brucella*）。

布鲁氏菌属有9个生物种，即马耳他布鲁氏菌（羊种布鲁氏菌 *B. melltensis*，含3个生物型）、流产布鲁氏菌（牛种布鲁氏菌 *B. abortus*，含8个生物型）、猪种布鲁氏菌（*B. Suis*，含5个生物型）、绵羊附睾种布鲁氏菌（*B. ovis*）、沙林鼠种布鲁氏菌（*B. neotormae*）、犬种布鲁氏菌（*B. canis*）、鲸种布鲁氏菌（*B. ceti*）、鳍足种布鲁氏菌（*B. pinipedialis*）和田鼠种布鲁氏菌（*B. microti*）。临床上以羊种、牛种、猪种3种布鲁氏菌的危害最大，其中羊种布鲁氏菌的致病力最强。牛种布鲁氏菌、羊种布鲁氏菌和猪种布鲁氏菌对人均有很强的致病性，且大约80%的感染是由羊种布鲁氏菌引起的，所以必须在有相应的生物安全控制条件下处理所有感染组织、培养物和可能污染的材料。

（二）形态学基本特征与培养特性

1. 形态与染色

布鲁氏菌为长 $0.6 \sim 1.5 \mu m$、宽 $0.5 \sim 0.7 \mu m$ 的球杆菌或短杆菌。菌体多单在，很少成对或成团。无鞭毛，无质粒，无荚膜。初次分离培养时，菌体多呈小球杆状，毒力菌株有微荚膜。布鲁氏菌形态稳定，但在老龄培养物中有多晶体形态存在。革兰氏染色阴性，一般不发生两极着染。抗酸性不强，可以抵抗弱酸的脱色作用而染呈红色，吉姆萨染色呈紫色。

2. 培养及生化特性

布鲁氏菌对营养要求高，目前实验室多用牛、羊新鲜胎盘加10% 兔血清制作培养基，效果较好。可用布鲁氏菌基础培养基、蛋白胨大豆琼脂培养基（TSA）作为基础培养基，也可加入多黏菌素 B、杆菌肽、那他霉素、萘啶酸、制霉菌素、万古霉素等作为选择培养基，即使在良好培养条件下该菌生长仍较缓慢，在不良环境，如抗生素的影响下，易发生变异。在 $5\% \sim 10\%$ CO_2 环境中才能生长，对营养要求高，需硫胺素、烟草酸和生物素、泛酸钙等营养物质，传代培养菌体呈杆状。过氧化氢酶、氧化酶反应阳性，但沙林鼠种布鲁氏菌和绵羊附睾种布鲁氏菌为阴性，一般不能还原硝酸盐（绵羊附睾种布鲁氏菌除外），产生 H_2S 和水解尿素的程度较稳定，不产生吲哚，不液化明胶，不凝固牛乳，可产生靛基质，MR 和 VP 试验阴性，不利用柠檬酸盐，不能从 O- 硝基酸 –B–D– 半乳糖苷中释放 O- 硝基酸，不改变石蕊牛奶或使之呈碱性。

布鲁氏菌分光滑型（S 型）和粗糙型（R 型）两种，区别在于布鲁氏菌的脂多糖（LPS）的分子结构中是否存在 O- 多聚糖。具有 O- 多聚糖为光滑型，其下面覆盖着大量与毒力相关的抗原如外膜蛋白（OMP）；粗糙型布鲁氏菌的OMP 暴露在外膜表面。除绵羊附睾种、犬种和猪种第5生物型以稳定的粗糙型菌存在于自然界外，其余种均为光滑型菌，当布鲁氏菌壁的脂多糖受损时菌落即由光滑型变为粗糙型。由于粗糙型布鲁氏菌表面缺乏光滑型菌的脂多糖，光滑型布鲁氏菌毒力明显高于粗糙型布鲁氏菌。

（三）分型

1. 生物型

根据布鲁氏菌单基因的多样性，分为9个生物种、22个生物型，其中我国已分离出15个生物型，分别为羊种布鲁氏菌的3个型、牛种布鲁氏菌的8个型、猪种布鲁氏菌的2个型、绵羊附睾种布鲁氏菌和犬种布鲁氏菌各1个型。

2. 抗原型

布鲁氏菌有 A、M、G 三种抗原成分，共同抗原为 G，且与30余种微生物有共同抗原，存在不同血清交叉反应。A 对牛种生物型1有特异性，M 对羊种生物型1有特异性。羊种生物型1含表面抗原 M 成分多于 A，牛种生物型1含表面抗原成分 A 多于 M，猪种生物型1含表面抗原成分 A 多于 M 约1倍。

（四）基因组

布鲁氏菌代表株的 DNA 分子量为（2.37~2.82）× 10^9，G+C 含量为55%~58%。布鲁氏菌对宿主的亲和性、毒力、感染力的功能基因都位于 DNA 保守区，不同种布鲁氏菌的 DNA 间有明显的相关性。它们在免疫原性、毒力、形态表征、氧化代谢、生化特性以及噬菌体裂解反应方面存在着一定差异，而这些种间差异仅仅体现在基因序列的微小差异上。

（五）蛋白质组

布鲁氏菌抗原结构复杂，目前可分为属内抗原和属外抗原，前者包括 A、M 及 R 抗原等表面抗原。内部抗原为布鲁氏菌细胞裂解的可溶性胞质抗原，为特异性抗原。布鲁氏菌抗原可与其他细菌发生交叉凝集反应。

（六）理化特性

布鲁氏菌对外界环境因素的抵抗力较强，如对干燥有较强抵抗力，在干燥土壤中可存活2个月，干的胎膜内存活4个月，污染粪水中存活4个月以上，衣服、皮毛上可保存5个月，流产胎儿中存活75 d，子宫渗出物中存活200 d，乳、肉食品中存活2个月；对寒冷抵抗力也强，冷乳中存活40 d以上，在冷暗处的胎儿体内可活6个月。但对热很敏感，60 ℃加热30 min、70 ℃ 5～10 min 死亡，煮沸立即死亡。对消毒剂的抵抗力不强，常用的一般消毒剂，如3% 石炭酸（苯酚）、来苏儿、5% 漂白粉、2% 甲醛液、5% 石灰水、0.5% 洗必泰（氯己定）、0.1% 新洁尔灭（苯扎氯铵）、消毒净等，都能在较短时间内将其杀死。

二、流行状况

（一）全球分布及流行形势

布鲁氏菌病在世界范围内分布广泛，五大洲170多个国家和地区都有不同程度的流行，其中地中海地区、亚洲及中南美洲为高发地区，欧洲流行较少，但是希腊布鲁氏菌病发病率高达21.46%，全世界每年新发病例约500 000例。根据布鲁氏菌病疫情的控制情况，可将世界疫情分为五大类。

已完全控制和消除本病，这些国家定期监测疫情，防止外源传入，如芬兰、瑞典、挪威等17个国家，而在冰岛和维京群岛从未发生过本病。达到消除本病的状态，将疫情控制在最低水平，如欧洲大部分国家。控制大范围流行取得良好的成绩，如美国有30% 地区达到了"准无病区标准"。在控制大范围流行中多数地区仅为散发状态，如俄罗斯。仅处于调查阶段，防控工作缓慢，如拉丁美洲。

由于各种原因，布鲁氏菌病疫情在世界部分地区有回升趋势，尤其在亚洲。中华人民共和国成立前本病流行严重，中华人民共和国成立后成立了专门防治机构，发病率已明显减少。但自1994年以来，我国人畜布鲁氏菌病又有回升，很多已经基本控制的地区又有新的人畜布鲁氏菌病流行，如山东省滨州地区、河北省磁县以及山西省、辽宁省等。产生疫情回升的主要原因是"不经检疫家畜的自由贸易、交换和流动"。此外，放松对乳及肉等畜产品的监督、管理、消毒，家畜不能及时、广泛免疫，以及防治队伍涣散，对布鲁氏菌病防治松懈麻痹等都是重要原因。因此，必须加强对布鲁氏菌病的防治以期达到在全国范围内长期基本控制的目标。

目前，牛种布鲁氏菌病遍布世界各地；羊种布鲁氏菌病主要分布在中东地区的西亚和北非国家及南美洲国家，非洲有零星散发；猪种布鲁氏菌病几乎遍布全球；绵羊附睾种布鲁氏菌病主要分布在澳大利亚、新西兰等国家。

（二）我国的分布和流行形势

我国近年来本病疫情与20世纪90年代疫情基本控制期相比有以下特点：疫情持续快速上升，疫情波及范围较广，新发疫区逐年增多，老疫区死灰复燃，新疫区范围不断扩大，大规模暴发流行逐渐减少，小规模、分散、多点的流行较常见，典型病例增多。这为防治工作带来较大困难。

我国1952—1981年，动物布鲁氏菌病阳性检出率高达41.27%，而从1982—1998年，动物布鲁氏菌病得到了有效而显著的控制。1999—2000年，布鲁氏菌病疫点和发病数也趋于稳定。但随着畜牧业发展及牛羊饲养量的急剧增加，动物布鲁氏菌病目前呈上升趋势。布鲁氏菌病阳性检出率从2000年的0.11%上升到2004年的0.63%。2006年，全国报告畜间布鲁氏菌病疫点1178个，发病牲畜总数为7123头（只）。2009年，动物布鲁氏菌病发病数比2008年又增加了49.12%。2010年1—7月，动物布鲁氏菌病发病数比2009年同期增加了22.79%。2010—2014年，全国人间发病由33 772例增加到57 222例，5年新增21.2万例。2014年比2013年病例数上升了30.4%。同时人间布鲁氏菌病发病数与动物布鲁氏菌发病数具有明显的线性关系，动物布鲁氏菌病发病数增多，人间布鲁氏菌病发病数也随之增高。

1. **受侵害人群的变化**

我国对人间布鲁氏菌病疫情监测亦表明，非职业人群布鲁氏菌病感染率呈相对上升趋势。20世纪80年代前，牧民、兽医、屠宰场和毛皮场的工人、饲养员等职业人群的布氏杆菌病感染率为10%~20%，其他非职业人群的感染率为0.5%~4.5%。20世纪80年代以后，上述职业人群感染率几乎都低于5%（个别职业人群除外），而其他非职业人群如农民、干部、学生等的布鲁氏菌病感染率也在2.3%~4.7%。

2. 优势菌种的变化

20世纪80年代前是我国布鲁氏菌病流行较重时期，从人、畜中分离到的羊种布鲁氏杆菌占60%~70%，牛种布鲁氏杆菌为20%~25%，猪种布鲁氏杆菌不足10%。20世纪80年代后，我国布鲁氏杆菌病疫情处于低发阶段，在此期间，从人、畜间分离到的羊种布鲁氏杆菌仅占30%、牛种布鲁氏杆菌占40%以上、猪种布鲁氏杆菌为20%，其余的为犬种和绵羊种布鲁氏杆菌。20世纪90年代，从人畜中分离到的220株布鲁氏杆菌中，羊种布鲁氏杆菌占79.1%、牛种布鲁氏杆菌为12.2%、猪种布鲁氏杆菌为0.45%、犬种布鲁氏杆菌为2.27%，未定种型菌为2.27%。这提示羊种布鲁氏杆菌已成为我国布鲁氏杆菌病流行的优势菌种。

三、临床症状及病理变化

（一）临床症状

1. 动物

家畜布鲁氏菌病的潜伏期长短不一，一般为14~18 d，短的可在半月内发病，长的可达半年、一年甚至几年，且症状一般不明显，多数病例为隐性感染，可能终生潜伏体内而不发病。病畜临床症状主要表现为流产、死胎、弱仔或关节炎、乳房炎等。流产可发生于妊娠的任何时期，但最常发生在第6至第8个月，即使不发生流产，在胎盘、胎被和阴道排泄物中有大量病原。乳腺及相关淋巴结也可被感染，并经乳汁排菌。急性感染时，多数淋巴结都有细菌。

（1）牛　潜伏期为2周至6个月，未怀孕的母牛感染布鲁氏菌通常无临床症状。怀孕母牛感染牛种布鲁氏菌或羊种布鲁氏菌后，会引发胎盘炎，常导致怀孕后5~9个月内流产，在胎盘、胎液和阴道排泄物中也有大量病原。乳腺可被感染，并经乳汁排菌。急性感染时，大多数体表淋巴结都有细菌。成年公牛可发生睾丸炎。因此，布鲁氏菌是引起家畜不孕的一个重要原因。

（2）羊　病羊常不表现症状，首先被注意到的症状也是流产。流产前，食欲减退、口渴、精神委顿、阴道流出黄色黏液等。流产发生在妊娠后第3或第4个月。有的山羊流产2~3次，有的则不发生流产，但也有的山羊群流产达40%~90%，其他症状还有乳房炎、支气管炎及关节炎、滑液囊炎引起的跛行。公羊睾丸炎、乳山羊的乳房炎常较早出现。

（3）猪　病猪最明显的症状也是流产，多发生在妊娠4~12周，流产的前兆症状常见沉郁、阴唇和乳房肿胀，有时阴道流出黏性或脓性分泌物。少数情况因胎衣滞留引起子宫炎和不育，有的出现皮下脓肿、关节炎、腱鞘炎等，公猪常发生睾丸炎和附睾炎。

2. 人

急骤起病者占10%~30%。少数患者有数日的前期症状，如无力、失眠、低热、食欲下降、上呼吸道炎等。急性期的主要表现为发热、多汗、乏力、关节炎、睾丸炎等；慢性感染特点以夜汗、头痛、肌肉痛及关节痛为多，还可表现为疲乏、长期低热、寒战或寒意、胃肠道症状等，也可有急性期遗留的症状，如失眠、抑郁、易激动、背痛、关节痛、坐骨神经痛、明显乏力等。固定而顽固的关节痛多见于羊型，化脓性并发症则多见于猪型。

（二）病理变化

呈亚急性或慢性时，病理特征主要为妊娠子宫和胎盘发生化脓 – 坏死性炎、睾丸炎、单核 – 巨噬细胞系统增生和肉芽肿形成。病理变化广泛，受损组织为肝、脾、骨髓、淋巴结、骨、关节、血管、神经、内分泌及生殖系统。不仅损伤间质细胞，且损伤器官的实质细胞，主要以单核巨噬细胞系统的病变最为明显，病变以浆液性、炎性渗出为主，伴随着增生性改变，慢性病例可形成肉芽肿。剖检可见胎衣呈黄色胶冻样浸润，有些部位覆有纤维蛋白絮片和脓液，有的增厚且有出血点。子宫绒毛叶部分或全部贫血、呈黄白色，或覆有脂肪状渗出物。胎儿胃中有淡黄色或白色黏液絮状物。

四、预防控制

1. 传染源

目前已知有60多种家畜、家禽和野生动物是布鲁氏菌的宿主，与人类有关的主要是羊、牛和猪，其次是犬。各国的主要传染源不同，国内以羊（绵羊、山羊）为主，其次为牛，猪仅在个别地区有意义。应当注意的是各种布鲁氏菌在各种动物之间可有转移现象，其中以羊种菌转移到牛的意义最大，这不仅是因为羊种菌对人有较高的致病性，而且因为牛奶及其制品比羊奶及其制品应用更广，因此对人的危险性更大。其他动物，如鹿、马、骆驼、狗、猫等也可罹患本病，但除在特定条件下，一般作为传染源的意义较小。患者也可从粪、尿、乳中排菌，也有人传人的报告（夫妻间），但作为传染源的意义更小。许多野生动物，如野牛、野兔、野鹿以及黑线姬鼠等啮齿动物也可感染本菌，且在自然界独立循环流行，只有在特定条件下，如狩猎才有可能传染给人。

2. 传播途径

家畜常会流产或死胎，这种畜胎、羊水、胎盘及产后阴道分泌物中均含有大量的布鲁氏菌，如接羔和处理流产时缺乏防护措施则极易受染，这些含菌物质以及病畜的尿、粪中的布鲁氏菌也可污染皮毛、土壤、水源等间接感染人、畜。病畜的肌肉、内脏及乳汁中均含有很多病菌，如屠宰或处理尸体时防护不好或食用未经消毒的乳类制品（生乳、乳酪、酸乳等）也可受染。蝇和蟑螂虽可机械带菌，但在传播上意义不大。布鲁氏菌进入人体的途径：①经受损皮肤（外伤、擦伤等）；②经黏膜，如含菌液体溅入眼结膜或经性器官黏膜等；③呼吸道，如吸入含菌的气溶胶等；④消化道，如食用未经彻底灭菌的含菌奶类、食物等，流行区患者常以多种形式受染。

3. 易感人群

人群普遍易感，病后可获较强免疫力。不同种布鲁氏菌之间有交叉免疫，再次感染者很少，疫区居民可因隐性感染而获免疫。

4.流行特征

本病感染率的高低主要取决于与病畜接触机会的多少。因此以牧区最高，半农半牧区次之，农业区又次之，城市最低；职业以兽医、畜牧工作者、屠宰工人为多；年龄以青壮年为多；性别以男性为多；季节以春末夏初（在家畜流产高峰后1~2个月）为多。但近年来随着社会和经济的发展，这些特征也在不断地发生变化。

按照《布鲁氏菌病防治技术规范》实施，在防控方法上，必须采取综合性防控措施，早期发现病畜，彻底消灭传染源和传播途径，防止疫情扩散。

布鲁氏菌病的非疫区，应通过严格的动物检疫阻止带菌动物被引入该区；加强动物群的保护措施，不从疫区引进可能被病畜污染的饲草、饲料和动物产品；尽量减少动物群的移动，防止进入疫区。

出现本病的疫区应采取有效的措施控制其流行，对易感动物群每2~3个月进行一次检疫，检出的阳性畜应及时清除淘汰，直至全群获得两次以上阴性结果为止。如果动物群经过多次检疫并将患病动物淘汰后仍有阳性动物出现，则应采用疫苗进行预防注射。

（一）免疫接种

采用疫苗接种，提高畜群免疫力，是综合防控措施中的重要内容。除不受感染威胁的健康畜群及清净的种畜场外，其他畜群均宜进行预防接种。如畜群中散在的阳性病畜和有受外围环境侵入的危险时，应及早进行接种。目前我国有牛种19号疫苗和羊种Revl疫苗。

1.牛种布鲁氏菌A19活疫苗

牛种布鲁氏菌A19菌种于1923年美国自牛奶中分离，原毒力很强，在室温保存多年后，其毒力自行变弱，成为一株毒力稳定的弱毒菌种，从1940年后就在我国推广应用。在布鲁氏菌病流行比较严重的地区和牛群，一般多采用疫苗接种的办法来防制该病。国内外常用的牛种布鲁氏菌A19菌株活疫苗对牛的免疫效力较好。在国外，本疫苗仅用来接种犊牛，成年牛不接种。本菌苗的优点是免疫力保持的时间长，给3~8月龄的犊牛接种1次，配种前再接种1次，至第

6~7胎怀孕期，免疫力无明显下降。该疫苗对牛和绵羊免疫效力较好，对山羊免疫效果不理想，对猪免疫无效。但是，怀孕牛、泌乳牛及孕羊不能接种。

2. 羊种布鲁氏菌M5菌株弱毒活疫苗

羊种布鲁氏菌M5菌株是1962年由中国农业科学院哈尔滨兽医研究所用羊种强毒菌通过肌体连续传代培育出的一株弱毒菌种。本菌苗的特点为免疫原性好，残余毒力低，被接种动物的血清凝集素消失快。对牛、羊、鹿均有很好的免疫力，对猪免疫无效。山羊的保护率平均为92.68%，绵羊的保护率为94.03%，两年半免疫期的保护率为85.69%。对牛的保护率为83.34%，14个月仍有80%的保护率。鹿皮下注射与口服免疫一年的保护率为66.7%~75.0%。家畜在配种前1~2个月免疫为宜，但孕畜不能进行接种。

3. 猪种布鲁氏菌S2弱毒活疫苗

该菌株是由中国兽药监察所1953年由进口猪种的流产胎儿中分离出来，在人工培养基上移植7年后变成弱毒株。作为弱毒活菌疫苗具有使用范围广和使用方便的特点。可供猪、牛、牦牛、山羊和绵羊等多种动物免疫使用，可以使用皮下注射、肌肉注射、口服免疫多种方法接种。最适宜作口服接种，使用方便，对绵羊的保护率为80%，对山羊的保护率80.3%，牛的保护率61.4%。据相关资料显示，对犊牛进行免疫期试验，给6~11月龄的育成牛口服5倍量S_2株菌苗，于第一、二、三胎怀孕时任抽部分牛经口腔注入强毒牛种布鲁氏菌进行攻击，在非免疫对照牛全部感染情况下，第一胎试验牛71.4%（5/7）获得保护，第二胎试验牛80%（4/5）获得保护，第三胎牛60%（3/5）获得保护，由此证明犊牛的免疫持续期为三年半。该菌苗注射法不能用于牛、孕畜及小尾寒羊的免疫。

（二）建立免疫隔离制度，彻底消灭传染源

根据畜群的清净与否，每年检疫次数应有所区别，健康畜群（牛、羊群），每年至少检疫1次，对污染群每年至少检疫2~3次，连年检疫至无病时再减少检疫次数。在不同的畜群中，对所检出的阳性畜及随时发现的病畜，均需隔离饲养管理，病畜所生的仔畜，应另设群以培育健康幼畜。所检出阳性病畜，如数量不多，宜采取淘汰处理。如数量较大，应成立病畜群，严格控制与健康畜群

等直接或间接接触，并制定消毒制度，防止疫病外传。污染畜群及病畜群所生的仔畜，喂以健康乳或消毒乳，离乳后羔羊再分别设群培育，每隔2~3年检疫1次，连续1年呈阴性反应的，即可认为健康幼畜。病猪所生仔猪，在断乳后检疫，阴性的隔离饲养，阳性的淘汰。

（三）切断传播途径，防止疫情扩大

杜绝污染群与清净地区的畜群接触，人员往来、工具使用、牧区划分和水源管理等必须严加控制。购入新畜时，应选自非疫区，应隔离观察2~3个月方可混群。因布鲁氏菌病流产的牲畜，除立即隔离处理外，所有流产物、胎儿等应埋或烧毁。对所污染的环境、用具应彻底消毒（屠宰处理病畜所造成的污染同样处理），常用10%石灰乳、10%漂白粉或3%~5%的来苏儿。病畜的肉、乳采取热消毒方法处理，皮、毛在自然干燥条件下存放3~4个月，使布鲁氏菌自然死亡。病畜的粪便应堆放在安全地带，用泥土封盖，发酵后利用。

（四）治疗

对一般病畜应淘汰屠宰，不做治疗。对价值昂贵的种畜，可在隔离条件下进行治疗。对流产伴发子宫内膜炎的母畜，可用0.1%高锰酸钾溶液冲洗阴道和子宫，每天早晚各1次。由于布鲁氏菌在细胞内寄生，故抗菌药物必须易于穿透细胞膜才能发挥作用，因此体外药物敏感试验与临床疗效有时并不一致。为了防止耐药性和复发，一般要长时间联用药，疗程必须较长，如果疗程过短，耐药性和复发率均很高。

五、公共卫生影响

人类可感染布鲁氏菌病，患病的牛、羊、猪、犬是主要传染源。传染途径是食入、吸入或从皮肤和黏膜的伤口感染，动物流产和分娩之际是感染机会最多的时期。

人类布鲁氏菌病的流行特点：患病与职业有密切关系，凡是与病畜、染菌畜产品接触多的如畜牧兽医人员、屠宰工人、皮毛加工人员等，其感染和发病显著高于其他职业。一般来说牧区感染率高于农区，农村高于城镇，主要原因

是与生产、生活特点、家畜数量以及人们的活动有关。本病虽然一年四季各月均有发病，但有明显季节性。夏季由于剪羊毛、挤奶，有吃生奶者，可出现一个小的发病高峰。人对布鲁氏菌的易感性，主要取决于接触传染机会的多少，与年龄、性别关系不明显。羊种布鲁氏菌对人有较强的侵袭力和致病性，易引起暴发流行，疫情重，且大多数出现典型临床症状；牛种布鲁氏菌病疫区，感染率高而发病率低，呈散在发病；猪种布鲁氏菌病疫区，人间发病情况介于羊种和牛种之间。

第二节　炭疽

炭疽（Anthrax）是由炭疽芽孢杆菌引起的一种急性、热性、败血性的人畜共患病，多发生于牧区。牛、羊、骆驼、骡等草食性动物是炭疽传播的主要载体。临床上以突然高热和死亡，以可视黏膜发绀、皮肤坏死、溃疡，天然孔流出煤焦油样血液为特征。世界动物卫生组织（OIE）将该病列为必须报告的动物疫病。我国2022年修订的《一、二、三类动物疫病病种名录》将炭疽列为二类动物疫病，卫生部将其列为乙类人间传染病。

一、病原

（一）分类地位

按照《伯杰氏系统细菌手册》第二版第三册（2009年），炭疽芽杆菌（*Bacillusa anthracis*）在分类上属厚壁菌门（Firmicutes），芽孢杆菌纲（Bacilli），芽孢杆菌目（Bacillales），芽孢杆菌科（Bacillaceae），芽孢杆菌属（*Bacillus*）。

（二）形态学基本特征与培养特性

1. 形态与染色

炭疽杆菌的繁殖型是致病菌中最大的细菌，长4～8μm，宽0.1～1.5μm，两端平切，在动物或人体内常单个或呈短链存在。人工培养基上常呈竹节状长链。该菌是一种革兰氏阳性粗大杆菌，无毛，不能运动。在机内或含有血清的培养基上可形成荚膜，荚膜与致病力有密切关系。在氧气充足、温度适宜（25~30℃）的外界环境中或人工培养基上易形成芽孢，在活的机体或未经剖检的病畜尸体内不易形成芽孢，芽孢位于菌体中央或稍偏一端，呈椭圆形或圆形。但从病猪分离的菌体形态常不典型，呈细长弯曲或捻转的杆状，有时菌体部分膨胀，轮廓不清，甚至菌体消失，仅见残存的荚膜，称之为"菌影"。

2. 培养特性

本菌为需氧和兼性需氧。最适生长温度为37℃，最适 pH 范围为6.2~7.4。营养要求不高，在普通琼脂平板上培养24 h，可形成灰白色、不透明、扁平、表面粗糙的菌落，边缘不整齐，低倍镜下呈卷发样。在血琼脂平板上，早期无溶血环，培养24 h 后有轻微溶血。有毒株在碳酸氢钠琼脂平板上，置5%CO_2环境中培养48 h，由于产生荚膜形成黏液型菌落。荚膜多肽抗原由 D- 谷氨酸多肽组成，具有抗吞噬作用，与毒力有关。取菌落在10% 兔血清盐水中做涂片，火焰固定，用碱性亚甲蓝染色，菌体呈蓝色，荚膜呈粉红色。无毒炭疽杆菌在上述培养环境中丧失荚膜，仍形成粗糙型菌落，可依此作致病性鉴定。在含青霉素琼脂平板上不生长。用半固体高层穿刺培养，呈倒树状生长。接种于普通肉汤培养基中，不形成菌膜，呈絮状卷绕成团地沉淀生长，上层液体澄清，无菌膜，有别于本属其他菌种。

3. 生化特性

暖黄反应和 VP 反应阳性。分解葡萄糖、麦芽糖和蔗糖，产酸不产气。不分解淀粉、甘露醇、阿拉伯糖和木糖。能在沙氏琼脂上生长，强毒株不能在7%NaCl 琼脂上生长，弱毒株可程度不同地生长。

4. 分型

炭疽杆菌基因型有80多个，按遗传学距离归纳为2个群，即 A 群和 B 群。Keim 等对全世界各地所分离的400多株炭疽杆菌进行了分析，鉴定出6个组，分别为 A_1、A_2、A_3、A_4、B_1、B_2。

5. 基因组

炭疽杆菌基因组分为主基因组和质粒两部分，质粒包括 pXO_1 质粒和 pXO_2 质粒。

6. 蛋白质组

炭疽芽孢杆菌蛋白质是利用蛋白质技术研究炭疽生长过程中的蛋白变化，其产生是蛋白质组学与炭疽杆菌病原学交叉渗透的结果。炭疽杆菌蛋白质主要有表达蛋白质、比较蛋白质、免疫蛋白质、炭疽杆菌感染宿主的蛋白质。

7. 理化特性

炭疽杆菌对外界理化因素抵抗力不强，常规消毒方法即可灭活，但其芽孢的抵抗力很强，干燥状态下可存活32~50年，150 ℃干热60 min 方可杀死。炭疽杆菌的芽孢对碘敏感，1∶2 500碘液10 min 即可杀死芽孢。120 ℃高压蒸汽灭菌10 min、140 ℃干热3 h 可破坏芽孢。20% 漂白粉和20% 石灰乳浸泡2 d、3% 过氧化氢1 h、0.5% 过氧乙酸10 min 均可将炭疽芽孢杀死。来苏儿、石炭酸和酒精的杀灭作用较差。

二、流行状况

（一）全球分布和流行形势

炭疽杆菌是第一个被证明可引起人类疾病的细菌，在古罗马时就有记载。1849年德国兽医 Pollende 首先发现炭疽芽孢杆菌，Koch 在1876年获得炭疽杆菌纯培养物。炭疽的分布几乎遍布全世界，其自然发病区域主要在热带及亚热带，如印度、巴基斯坦、非洲及南美洲。决定这种分布情况的因素与环境条件有关，即在芽孢排出物中炭疽杆菌能否形成芽孢以及其后能否在土壤中生长繁殖。

自然条件下，夏季雨水多、洪水泛滥、吸血昆虫多易导致传播。犬及狼等野生动物常因吞食病畜尸体，污染牧地、仓库、水池等而扩大传播。患病动物的血液、分泌物、排泄物和污染物中存在大量的炭疽杆菌，都可直接或间接使人感染。而对炭疽感受性较低的动物成为隐性传染源，尤其是食草动物最易感，其中绵羊感染率最高，食肉动物感染率较低，人的易感程度在两者之间。不少地区暴发本病是因从疫区输入病畜产品，如骨粉、皮革、羊毛等而引起。

（二）我国的分布与流行形势

我国各个地区都曾不同程度地发生过该病，一些地区已连续多年未出现人间炭疽病例，但仍有散发的畜间炭疽。1948年，江西省临川县有2500头耕牛死于炭疽；1949年山东省因炭疽死亡的牲畜达2万余头；1950年安徽省太和县发生畜间炭疽，牛发病4889头，死亡1741头，在这次流行中有3180人因感染炭疽死亡；1954年贵州省罗甸县羊群发生炭疽流行，1100只羊发病全部死亡；1956年河北省涿鹿县因挖泥积肥造成肺炭疽流行，46人发病，死亡34人。

三、临床症状及病理变化

（一）临床症状

1. 家畜

本病在动物中的潜伏期一般为20 d。主要呈急性经过，多以突然死亡、天然孔出血、尸僵不全为特征。典型症状牛表现为体温升高达41 ℃以上，可视黏膜呈暗紫色，心动过速，呼吸困难。呈慢性经过的病牛，在颈、胸前、肩胛、下腹或外阴部常见水肿；皮肤病灶温度增高，坚硬，有压痛，也可发生坏死，有时形成溃疡；颈部水肿常与咽炎和喉头水肿相伴发生，致使呼吸困难加重。急性病例一般经24～36 h后死亡，亚急性病例一般经2～5 d后死亡。马也表现体温升高，腹下、乳房、肩及咽喉部常见水肿，舌炭疽多见呼吸困难、发绀；肠炭疽腹痛明显。急性病例一般经24～36 h后死亡，有炭疽痈时，病程可达3～8 d。羊一般多表现为最急性（猝死）病症，摇摆、磨牙、抽搐、挣扎，突然倒毙，有的可见从天然孔流出带气泡的黑红色血液，病程稍长者也只持续数小时后死亡。猪多为局限性变化，呈慢性经过，临床症状不明显，常在宰后见病变。犬和其他肉食动物临床症状不明显。

2. 人

人类感染炭疽的概率相对较低，目前还没有人与人直接接触感染炭疽的证据。人炭疽主要通过接触患病或死亡的食草动物而感染发病，临床主要表现为皮肤坏死及特异的黑痂，或表现肺部、肠道及脑膜的急性感染，有时伴发败血症。人感染主要表现为皮肤炭疽、肺炭疽和肠炭疽三类。皮肤炭疽最常见，病菌从皮肤伤口进入人体，经12~36 h局部出现小疖肿，继之形成水疱、脓疱，最后中心形成炭色坏死焦痂，"炭疽"之名由此得来。患者有高烧、寒战，轻症2~3周自愈，重症发展成败血症而死亡。肺炭疽是由吸入炭疽芽孢杆菌所致，多发生于毛皮加工工人，病初呈感冒样症状，之后发展成严重的支气管肺炎及全身中毒症状，2~3 d内死于中毒性休克；肠炭疽是由于食入未煮透的病畜肉制品所致，表现为连续性呕吐、便血和肠麻痹，2~3 d内死于毒血症。有时肺炭疽和肠炭疽可引起急性出血性脑膜炎而死亡。

（二）病理变化

病变急性炭疽为败血症病变，尸僵不全，尸体极易腐败，天然孔流出带泡沫的黑红色血液，黏膜发绀。剖检时，血凝不良，黏稠如煤焦油样，全身多发性出血；皮下、肌间、浆膜下结缔组织水肿；脾脏变性、瘀血、出血、水肿，肿大2~5倍，脾髓呈暗红色、煤焦油样、粥样软化。局部炭疽死亡的猪，咽部、肠系膜以及其他淋巴结常见出血、肿胀、坏死，邻近组织呈出血性胶样浸润，还可见扁桃体肿胀、出血、坏死，并有黄色痂皮覆盖。局部慢性炭疽，肉检时可见限于几个肠系膜淋巴结的变化。

四、预防控制

（一）疫苗免疫接种

对可疑患者要隔离，尤其是肺炭疽患者要及时就地隔离并报告。分泌物、排泄物及患者用过的敷料、剩余的食物、病室内垃圾，均应烧毁；病畜尸体火化，对可疑病畜、死畜必须同样处理，来自疫区或从疫区运出的牲畜均要隔离5 d，把住牲畜收购、调运、屠宰和畜产加工各环节的兽医监督关。要控制炭疽，就要从根本上解决外环境的污染问题，有效且比较容易实施的方法就是对草食家畜，尤其是炭疽常发地区的家畜每年定期接种炭疽疫苗。目前，使用的疫苗包括Ⅱ号炭芽孢疫苗和无毒炭疽芽孢疫苗。Ⅱ号炭疽芽孢疫苗适用于牛、马、驴、骡、羊和猪，一般不引起接种反应。注射后24 h可产生坚强免疫力，免疫期1年。无毒炭疽芽孢疫苗是一株弱毒变种，失去了形成荚膜的能力，但该疫苗对山羊反应强烈，故禁用于山羊。

（二）生产管理

从事畜牧业和畜产品加工的工人及诊治病畜的卫生人员都要熟知本病的预防方法。工作时要有保护工作服、帽、口罩等，严禁吸烟及进食，下班时要清洗、消毒后更衣。皮肤受伤后立即用2%碘酊涂擦。密切接触者（尤与肺炭疽）及带菌者可用抗生素预防。目前最好的有效消毒剂有碘、含氯石灰（漂白粉）、氯胺、环氧乙烷及过氧乙酸等。废水也要定期消毒，废毛要集中处理，严禁乱扔。病死牲畜及其皮毛污染的场所都应消毒。皮毛畜产品加工厂应设在村镇外面，下风向，远离水源，避开人畜集中和频繁来往。屠宰场要有兽医监督。草食牲畜严禁在受到炭疽杆菌芽孢污染的地方（掩埋过动物尸体的田野、山冈、山谷水淹地）放牧。

（三）饲养管理

平时应建立和健全消毒隔离制度。保持圈舍清洁、干燥及通风，经常清除粪便，定期更换褥草，保持地面清洁。引进动物时须经检验和隔离观察，确认健康时方能混群饲养。加强管理，做好防风防冻，增强动物自身抵抗力，也是预防本病的关键。

（四）人炭疽的预防

在疫区或易感人群，首先应进行疫苗预防接种。我国使用的是"人用皮上划痕炭疽减毒活疫苗"，接种后2 d可产生免疫力，可维持1年，在发生疫情时应进行应急接种。应用A16R株炭疽芽孢菌气雾免疫也是安全有效的，吸入量为1亿个菌／人次，血清阳转率为80%以上。最好的预防措施是在流行区接种动物。

五、公共卫生影响

本病遍及世界各地，不但直接影响畜牧业生产和野生动物群体安全，而且威胁人类健康与生命安全。医学上，炭疽是我国人乙类传染病，其中肺炭疽按照甲类传染病对待。动物医学上，炭疽主要感染草食动物，也可感染某些鸟类，本病对食草动物致病力和致死性都很强。

炭疽在我国自然疫源地分布广泛，家畜和人炭疽病例时有发生。近几年来，全国每年发病数波动在400~1000人，主要集中在贵州、新疆、甘肃、四川、广西、云南、内蒙古等地区。

人和多种动物对本病易感，草食动物比肉食动物易感，猪对本病有抵抗力，所以猪常呈慢性经过或隐性经过。实验动物常用小白鼠、家兔和豚鼠。

家畜是本病的重要传染源。病畜的血液、分泌物、排泄物含有大量炭疽杆菌。当病畜尸体处理不当时，在外界环境条件适宜时，可形成芽孢，污染土壤和水源，成为炭疽的长久疫源地。

经消化道感染是本病的主要感染途径。动物采食污染的饲料、饮水或在污染的场地放牧时受到感染，炭疽杆菌或其芽孢也可由伤口侵入，人则是因食用病畜的肉、奶或污染的食物、饮水而感染。另外，屠宰病畜、加工毛皮，或接触污染的水、土壤，或被病畜咬伤等，造成皮肤黏膜感染。95%的人型炭疽是皮肤型，是由于处理感染动物的尸体、皮毛、肉或骨而引发感染。人被带菌昆虫叮咬、吸入含有炭疽芽孢的粉尘或气溶胶都有感染本病的可能。

本病的发生虽然一年四季均可，但以气温高、雨水多的温热季节多发。

第三节　结核病

牛结核病（Bovine tuberculosis）主要是由牛型结核分枝杆菌（*Mycobacterium*

bovis）引起的一种危害严重的人畜共患的慢性传染病，以病牛贫血、消瘦、体虚乏力、精神萎靡不振和生产力下降等为特征，在牛的多种器官上形成结核结节和干酪样钙化病灶。按临床表现不同，牛结核病有肺结核、淋巴结核、乳房结核、生殖器官结核、肠结核和脑膜结核6种类型。我国2022年修订的《一、二、三类动物疫病病种名录》将牛结核病列为二类动物疫病，也是OIE规定的必须上报的动物疫病。

一、病原

（一）分类地位

参照《伯杰氏系统细菌学手册》第二版第五册，牛分枝杆菌在分类上属放线菌门（Actinobacteria phy.nov.），放线菌纲（Actinobacteria），放线菌亚纲（Actinobacteridae），放线菌目（Actinomycetales），棒杆菌亚目（Corynebacterineae），分枝杆菌科（Mycobacteriaceae），分枝杆菌属（*Mycobacterium*）。该属菌在自然界广泛分布，许多是人和多种动物的病原菌。主要包括三个型：牛型分枝杆菌（*M. bovis*）、结核分枝杆菌（人型，*M. tuberculosis*）、禽型分枝杆菌（*M. avium*）。对牛有致病性的主要是牛型分枝杆菌，人型和禽型分枝杆菌也可引起牛结核病。

（二）形态学基本特征与培养特性

1. 形态与染色

本菌的形态因种别不同而稍有差异，结核分枝杆菌是直或微弯的细长杆菌，呈单独或平行相聚排列，多为棍棒状，间有分枝状。牛分枝杆菌为较粗短、直或微弯曲的杆菌，单在、少数成丝，无芽孢、鞭毛、荚膜，大小为（0.3~0.6）μm×（1.0~4.0）μm。与一般革兰氏阳性菌不同，本菌细胞壁不仅有肽聚糖，还有特殊的糖脂，含量超过了菌体重量的10%，远远超过其他细菌类脂的含量。糖脂包括阿拉伯半乳糖复合物及分枝菌酸，由于糖脂的存在，致使革兰氏染色不易着色，齐尼（Ziehl-Neelsen）抗酸染色呈红色，因其具有抗酸染色特性，故该菌又称抗酸性分枝杆菌。

2. 培养特性

牛分枝杆菌对营养要求高，专性需氧。最适温度为37.5 ℃，低于30 ℃或高于42 ℃不生长，pH 以6.4~7.0为宜。常用的培养基有罗杰二氏（Lowenstein-Jensen）固体培养基（含蛋黄、甘油、马铃薯、无机盐和孔雀绿）、改良罗杰二氏培养基、丙酮酸培养基和小川培养基。孔雀绿可抑制杂菌生长，便于分离和长期培养。蛋黄含脂质生长因子，能刺激生长。牛分枝杆菌细胞壁的脂质含量较高，影响营养物质的吸收，故生长缓慢，在固体培养基上2~4周才可见菌落生长。典型菌落为粗糙型，呈颗粒、结节或花菜状，乳白色或米黄色，不透明。在液体培养基中由于细菌含脂质量多，具疏水性，并有需氧要求，易形成有皱褶的菌膜浮于液面。有毒力菌株在液体培养基中可呈索状生长，无毒菌株则无此现象。

3. 生化特性

牛分枝杆菌不发酵糖类，也不能合成烟酸和还原硝酸盐；牛分枝杆菌酶试验阳性，热触酶试验为阴性。

（三）变异性

该菌可发生形态、菌落、毒力、免疫原性和耐药性等变异。卡介苗（BCG）是由 Calmette 和 Guerin 2人（1908）将牛结核分枝杆菌在含甘油、胆汁、马铃薯的培养基中经13年230次传代而获得的减毒活疫苗株，现广泛用于结核病的预防接种。

牛分枝杆菌易发生耐药性。在固体培养基中常用的含一定浓度的异烟肼、链霉素、利福平能生长的牛分枝杆菌为耐药菌，耐药菌株毒力有所减弱。异烟肼可影响细胞壁中分枝菌酸的合成，诱导牛分枝杆菌成为 L 型，故目前治疗多主张使用异烟肼和利福平或吡嗪酰胺联合用药，以减少耐药性的产生，增强疗效。但 L 型有恢复的特性，未经彻底治疗可导致复发。

（四）基因组

牛结核分枝杆菌大不列颠强毒株 AF2122/97是1997年从一头肺部和支气管纵隔淋巴结发生干酪样病变的病牛身上分离得到的。该基因组全长4 345 492 bp，其中 G+C 含量为65.63%，含有3 952个编码蛋白的基因，包括一个原噬菌体和42个 IS 序列。与结核分枝杆菌 H37Rv 株相比，核酸序列相似性超过99.95%，仅有0.05% 的基因差异。这种差异来源于基因组序列变异，是进化和适应环境的必然结果，而基因变异导致了基因多态性，主要表现在单核苷酸多态性。单核苷酸多态性具有分布广泛、高密度、突变率低和相对稳定的特点，表现为共线性和不明显易位、重复或倒位。在牛分枝杆菌基因组中，有11处基因缺失，缺失基因大小范围为1.0~12.7 kb，这可由其序列数据得到证实。牛分枝杆菌基因序列仅有一个基因组，它在现有的大多数结核分枝杆菌菌株中均不存在，因此缺失是形成牛分枝杆菌基因组的主要机制。

（五）蛋白质组

牛分枝杆菌的蛋白质组成非常复杂，直接对其进行蛋白质组分析会丢掉很多信息，近年来对其亚细胞蛋白质组学的研究成为重点。它一方面可降低样品的复杂度，使分析简化；另一方面可以相对富集相应亚细胞结构的低丰度蛋白，而且可部分提示蛋白质的定位和功能信息。因牛分枝杆菌与结核分枝杆菌的核酸序列相似性超过99.95%，目前对分成员蛋白质组的研究只是针对结核杆菌。

（六）理化特性

牛结核分枝杆菌细胞壁中含有脂质，故对乙醇敏感，在70% 乙醇中2 min 死亡。此外，脂质可防止菌体水分丢失特别强。黏附在尘埃上可保持传染性8~10 d，在干燥痰内可存活6~8个月。牛结核分枝杆菌对湿热敏感，在液体中加热62~63 ℃ 15 min 被杀死。牛结核分枝杆菌对紫外线敏感，直接日光照射数小时可被杀死，可用于结核患者衣服、用品等的消毒。

牛结核分枝杆菌的抵抗力与环境中有机物的存在有密切关系，如痰液可增强结核分枝杆菌的抵抗力。因大多数消毒剂可使痰中的蛋白质凝固，包裹在细菌周围，使细菌不易被杀死。5% 石炭酸在无痰时30 min 可杀死结核分枝杆菌，有痰时需要24 h；5% 来苏儿无痰时5 min 杀死结核分枝杆菌，有痰时需要1~2 h。牛结核分枝杆菌对酸（3%HCI 或6%H_2SO_4）或碱（4%NaOH）有抵抗力，15 min 不受影响。可在分离培养时用于处理有杂菌污染的标本和消化标本中的黏稠物质。结核分枝杆菌对1∶13 000孔雀绿有抵抗力，加在培养基中可抑制杂菌生长。由于分枝杆菌含有丰富的脂类，在自然环境中生存力较强，对干燥和湿冷的抵抗力很强。在干痰中能存活10个月，在病变组织和尘埃中能生存2～7个月或更久，在水中可存活5个月，在粪便、土壤中可存活6～7个月，在冷藏奶油中可存活10个月。但对热的抵抗力差，60 ℃ 30 min 即可死亡，在直射阳光下经数小时死亡。常用消毒剂经4 h 可将其杀死。本菌对磺胺类药物、青霉素及其他广谱抗生素均不敏感，但对链霉素、异烟肼、对氨基水杨酸和环丝氨酸等敏感。

二、流行状况

（一）全球分布和流行形势

1882年 Koch 发现并确认了该病的病原。美国是世界上第一个实行牛结核病根除计划的国家，1917年实行联邦和州合作，实施消灭牛结核病的计划，1922年年初牛结核病发病率下降至4%，1940年下降至0.48%，以后一直呈零星散发的趋势，1967年部分州宣布为无结核病牛群。

在拉丁美洲和加勒比海地区的34个国家中，有12个国家有牛结核病零星发生的报道，7个国家呈地方性流行，1个国家（多米尼加共和国）发病率很高，12个国家报道没有结核病的发生，另有2个国家没有相关数据。

欧洲国家于20世纪50年代签署了控制牛结核病的贸易协定，一直到20世纪末，各国控制牛结核病的进展仍然不平衡。北欧的丹麦、比利时、挪威、德国、和荷兰已基本消灭了牛结核病，英国和法国处于控制状态，西班牙的牛结核病感染率为10%，意大利存在着牛与熊相互传染牛分枝杆菌的现象。

澳大利亚、新西兰等国家已经消灭了牛结核病，但近年来由于野生的獾和狐狸等动物结核病出现，致使又出现了牛感染结核病。

奶牛结核病在亚洲各国均有不同程度的存在和发生。在亚洲的36国家中，有7国家实施了疫情上报及检疫和部分扑杀控制政策，剩余29国家只采取了部分控制或根本无任何控制措施。

目前，全世界感染者达4亿人，患者500万人，每年新发病例130万人，每年患者死亡达15万人。

（二）我国分布和流行形势

我国在20世纪40代后从国外大量引进奶牛，致使多结核病牛输入，使牛结核病的流行变得更加广泛。在20世纪中叶到70年代的20年间，我国牛结核病的发生一直呈缓慢上升态势；20世纪70代后期发展及养殖规模的不断扩大，奶牛结核病的发生达到了我国的历史高峰，在个别地区，检出阳性感染率高达67.4%；虽然20世纪80年代牛结核病的流行开始有所缓解，但感染率仍然很高。1985年和1987年进行的全国抽样调查结果显示，牛结核病患病率分别为5.83%与5.43%；1979年、1985年、1990年三次全国结核病流行病学调查显示，由牛分枝杆菌导致的牛结核病所占的比例分别为3.8%、4.2%和6.4%。此后虽未有全国性的调查统计数据见诸报道，然而各地的疫情显示情况不容乐观。2001年对26个省份的统计表明，个别省牛结核病阳性率高达10.18%；2002年对16个省的统计调查表明，家畜结核病阳性率超过1%的省有10个，个别省份高达7%。结核病给我国养牛业造成了严重的经济损失，其对奶牛的危害尤其严重。患结核病的奶牛寿命缩短，产奶量下降，牛奶品质下降，母牛不孕；使役牛感染后逐渐消瘦，劳动能力减弱。牛结核病已成为影响我国奶牛和肉牛业健康发展的重要障碍，伴随着耐药结核菌株的产生及个体养牛户的增多，结核病的阳性检出率也在逐渐升高。因此，在我国牛结核病作为一个危害极大的细菌性传染病，再次引起人们的关注。

三、临床症状及病理变化

（一）临床症状

潜伏期一般为10~15 d，有时达数月以上。病程呈慢性经过，表现为进行性消瘦、咳嗽、呼吸困难，体温一般正常。因病菌侵入机体后毒力、机体抵抗力和受害器官不同，症状亦不一样。在牛中该菌多侵害肺、乳房、肠和淋巴结等。

1. 肺结核

肺结核病牛呈进行性消瘦，病初有短促干咳，渐变为湿性咳嗽。听诊肺区有啰音，胸膜结核时可听到摩擦音，叩诊有实音区并有痛感。

2. 乳房结核

乳房结核病牛乳量减少或停乳，乳汁稀薄，有时混有脓块。乳房淋巴结硬肿，但无热痛。

3. 淋巴结核

淋巴结核不是一个独立病型，各种结核病的周边淋巴结都可能发生病变。淋巴结肿大，无热痛，常见于下颌、咽颈及腹股沟等淋巴结。

4. 肠结核

肠结核多见于犊牛，以便秘与下痢交替出现或顽固性下痢为特征。

5. 脑膜结核

中枢神经系统受侵害时，在脑和脑膜等可发生粟粒状或干酪样结核，常引起神经症状，如癫痫样发作、运动障碍等。

（二）病理变化

结核病的病理变化特点，是在器官组织发生增生性或渗出性炎症，或两者混合存在，当机体抵抗力强时，机体对结核菌的反应以细胞增生为主，形成增生性结核结节，为增生性炎症。由上皮细胞和巨噬细胞集结在结核菌周围，构成特异性肉芽肿，外层是一层密集的淋巴细胞或成纤维细胞形成的非特异性肉芽组织。在机体抵抗力降低时，机体反应则以渗出性炎症为主，在组织中有纤维蛋白和淋巴细胞的弥漫性沉积，之后发生干酪样坏死、化脓或钙化，这种变化主要见于肺和淋巴结。

牛肉眼所见病灶，在肺脏或其他器官常见有很多突起的白色结节，切面为干酪化坏死，有的见有钙化，切开时有沙砾感。有的坏死组织溶解和软化，排出后形成空洞。胸膜和腹膜发生密集结核结节，呈粟粒大至豌豆大的半透明灰白色坚硬的结节，形似珍珠状，称所谓的"珍珠病"。胃肠黏膜可能有大小不等的结核结节或溃疡。乳房结核多发生于进行性病例，剖开可见有大小不等的病灶，内含有干酪样物质，还可见到急性渗出性乳房炎的病变。子宫病变多为弥漫干酪化，多出现在黏膜上，黏膜下组织或肌层组织内也有发生结节、溃疡或瘢痕化。子宫腔含有油样脓液，卵巢肿大，输卵管变硬。

四、预防控制

牛结核病主要采取以"监测、检疫、扑杀和消毒"相结合的综合性防治措施。

（一）监测

监测比例为种牛、奶牛100%，规模场肉10%，其他牛5%，疑似病牛100%。如在牛结核病净化群中（包括犊牛群）检出阳性牛时，应及时扑杀阳性牛，其他牛按假定健康群处理。成年牛净化群每年春秋两季用牛型结核分枝杆菌PPD皮内变态反应试验各进行一次监测。初生犊牛应于20日龄时进行第一次监测，并按规定使用和填写监测结果报告，及时上报。

（二）检疫

异地调运的动物必须来自于非疫区，凭当地动物防检疫监督机构出具的检疫合格证明调运。动物防检疫监督机构应对调运的种用、乳用、役用动物进行实验室检测，检测合格后，方可出具检疫合格证明。调入后应隔离饲养30 d，经当地动物防检疫监督机构检疫合格后，方可解除隔离。

（三）人员防护

饲养人员每年要定期进行健康检查，发现患有结核病的应调离岗位，及时治疗。

（四）防疫监督

结核病监测合格的奶牛场、种畜场要具有动物防疫合格证发放或审验的必备条件。动物防疫监督机构要对辖区内奶牛场、种畜场的检疫净化情况监督检查。鲜奶收购点（站）必须凭奶牛健康证明收购鲜奶。

（五）净化措施

被确诊为牛结核病的牛群（场）为牛结核病污染群（场），应全部实施牛结核病净化。

1. 牛结核病净化群（场）的建立

（1）污染牛群的处理 应用牛型结核分枝杆菌PPD皮内变态反应试验对该牛群进行反复监测，每次间隔3个月，发现阳性牛及时扑杀。

（2）犊牛群的监测 应于20日龄时进行第一次监测，100~120日龄时，进行第二次监测。凡连续两次以上监测结果均为阴性者，可认为是牛结核病净化群。

（3）结果判定 凡牛型结核分枝杆菌PPD皮内变态反应试验疑似反应者，于42 d后进行复检，复检结果为阳性的，则按阳性牛处理；若仍呈疑似反应则间隔42 d再复检1次，结果仍为可疑反应者，视同阳性牛处理。

2. 隔离

疑似结核病牛或牛型结核分枝杆菌PPD皮内变态反应试验可疑畜须隔离复检。

3. 消毒

临时消毒是奶牛群中检出并剔出结核病牛后，牛舍、用具及运动场所等进行紧急处理；经常性消毒的地方是饲养场及牛舍出入口处，应设置消毒池，内置有效消毒剂，如3%~5%来苏儿溶液或20%石灰乳等。消毒剂要定期更换，以保证消毒效果。牛舍内的一切用具应定期消毒，产房每周进行一次大消毒，分娩室在临产牛生产前及分娩后各进行一次消毒。

五、公共卫生影响

结核病是一种危害严重的慢性人畜共患传染病，该病由牛结核分枝杆菌引起，奶牛是家畜中最易感染该病的动物。近年来，因奶制品社会需求量大幅增加，奶牛饲养规模扩大、交易频繁、动物结核病防治滞后等原因，该病在人、畜间的感染率上升，且人类患者中耐药性病例增加，对人类健康构成威胁，已成为严重的公共卫生问题。据资料显示，全国每年新发活动性肺结核患者145万人，80% 集中在农村，其中传染性肺结核患者65万人，结核病耐药率高达28%，约有13万人死于结核病。控制和消灭动物结核病，是预防和减少人类结核病的重要措施。

第四节　沙门氏菌病

沙门氏菌病（Salmonellosis）是指由各种血清型的沙门氏菌引起人、畜、禽和野生动物的一类疾病的总称。临诊上多表现为败血症和肠炎，也可使怀孕母畜发生流产。对牲畜的繁殖和幼畜的健康带来严重威胁。人沙门氏菌可通过禽肉、禽蛋、猪肉、牛肉、谷物、水果等传染源感染引起发病。

一、病原

（一）分类地位

参照《伯杰氏系统细菌学手册》第二版第二册（2005年），沙门氏菌在分类上属于肠杆菌科（Enterobacteriaceae），沙门氏菌属（Salmonella）。沙门氏菌属的细菌依据其对宿主的感染范围，可分为宿主适应血清型和非宿主适应血清型两大类。前者只对其适应的宿主有致病性，包括马流产沙门氏菌、羊流产沙门氏菌、鸡沙门氏菌、副伤寒沙门氏菌（A.C）、鸡白痢沙门氏菌、伤寒沙门氏菌；后者则对多种宿主有致病性，包括鼠伤寒沙门氏菌、鸭沙门氏菌、德尔俾沙门氏菌、肠炎沙门氏菌、纽波特沙门氏菌、田纳西沙门氏菌等。

（二）形态学基本特征及培养特性

1. 形态与染色

本菌为两端钝圆的革兰氏阴性短杆菌（比大肠杆菌细），多散在。菌体大小（0.7~1.5）μm×（1~3）μm，无芽孢，无荚膜，除鸡白痢沙门氏菌和鸡伤寒沙门氏菌外，都有周身鞭毛，能运动。沙门氏菌不产生外毒素，但能产生内毒素，常引起急性败血症、胃肠炎以及其他局部炎症。

2. 培养特性

本菌为需氧及兼性厌氧菌，营养要求不高，分离培养常采用肠道选择鉴别培养基。在普通琼脂培养基上生长良好，培养24 h后，形成中等大小、圆形、表面光滑、无色半透明、边缘整齐的菌落，其菌落特征与大肠杆菌相似（无粪臭味）。在鉴别培养基麦康凯、SS、伊红美蓝等培养基中呈无色菌落。

3. 生化特性

本菌发酵葡萄糖、麦芽糖，甘露醇和山梨醇产气；不发酵乳糖、蔗糖和侧金盏花醇；不产吲哚、V-P反应阴性；不水解尿素和对苯丙氨酸不脱氨。伤寒沙门氏菌、鸡伤寒沙门氏菌及一部分鸡白痢沙门氏菌发酵糖不产气，大多数鸡白痢沙门氏菌不发酵麦芽糖；除鸡白痢沙门氏菌、猪伤寒沙门氏菌、甲型副伤寒沙门氏菌、伤寒沙门氏菌和仙台沙门氏菌等外，均能利用枸橼酸盐。

（三）分型

沙门氏菌属依据不同的O（菌体）抗原、Vi（荚膜）抗原和H（鞭毛）抗原分为许多血清型。迄今，沙门氏菌有A至Z和O_{51}至O_{67}共42个O群，58种O抗原，63种H抗原，已有2 500种以上的血清型，除了不到10个罕见的血清型属于邦戈尔沙门氏菌外，其余血清型都属于肠道沙门氏菌。沙门氏菌的血清型虽然很多，但常见的危害人畜的非宿主适应血清型只有20多种，加上宿主适应血清型，也不过仅30余种。沙门氏菌属分为5个亚属，亚属下为血清型。兽医上重要的沙门氏菌血清型几乎都在亚属I中。我国发现的血清型约近200个。许多血清型沙门氏菌具有产生毒素的能力，尤其是肠炎沙门氏菌、鼠伤寒沙门氏菌和猪霍乱沙门氏菌。

（四）致病性

引起猪沙门氏菌病的血清型相当复杂，猪霍乱沙门氏菌是主要的病原菌，可引起败血性传染和肠炎；鼠伤寒沙门氏菌和德尔卑沙门氏菌引起急性或慢性肠炎，并可伴发高热；都柏林沙门氏菌引起猪散发性败血型传染和脑膜炎；猪伤寒沙门氏菌引起溃疡性小肠结肠炎以及坏死性扁桃体炎和淋巴结炎；引起鸡沙门氏菌病的主要病原菌是鸡伤寒沙门氏菌和鸡白痢沙门氏菌；牛沙门氏菌病主要由鼠伤寒沙门氏菌、都柏林沙门氏菌等引起；羊沙门氏菌病主要由鼠伤寒沙门氏菌、羊流产沙门氏菌、都柏林沙门氏菌引起。

（五）理化特性

本菌对低温有较强的抵抗力，在琼脂培养基上于 −10 ℃，经115 d 尚能存活。在干燥的沙土可生存2～3个月，在干燥的排泄物中可保存4年之久，在含29% 食盐的腌肉中，6～12 ℃的条件下，可存活4～8个月。在0.1% 升汞溶液、0.2% 甲醛溶液、3% 石炭酸溶液中15～20 min 可被杀死。

二、流行状况

（一）全球分布及流行形势

目前人伤寒、副伤寒病已经在欧洲、北美得到有效控制，但在东南亚、非洲（发病率高达1 021.07/10万）等许多发展中国家依然是一个严重的公共卫生问题。WHO 保守的估计显示，目前全球每年至少新增1 600万的伤寒病例，约有60万病例死亡。此外，印度、马来西亚、印度尼西亚等东南亚国家2016年来每年都有甲型副伤寒暴发。为此，WHO 把伤寒列为重点防治疾病。

自1885年 Salomn 和 Smith 首次分离出猪霍乱沙门氏菌以来，迄今已发现有2 500以上的血清型。猪沙门氏菌病流行范围广，呈世界分布。各国所分离的猪沙门菌的血清型相当复杂，其中主要有猪霍乱沙门氏菌、猪伤寒沙门氏菌、鼠伤寒沙门氏菌、肠炎沙门氏菌等。

鸡白痢呈世界性分布，最早于1988年由美国 Rettger 报道为"雏鸡致死性败血病"，之后又将本病称为"杆菌性白痢"。本病当时在美国和许多国家普遍存在，雏鸡严重的死亡率高达100%，1900—1910年许多研究者已经确定本病是一种经卵传播的疫病。1929年正式将这种由沙门氏菌引起的传染病命名为"鸡白痢"，并一直沿用至今。目前在美国、日本和欧洲等一些养鸡先进国家，通过采取严格的检疫、消毒、淘汰病鸡等防疫措施，基本控制了该病，只在个别小的禽群中仍有发生。该病目前主要在发展中国家流行，如墨西哥、美洲中部和南部地区、非洲和部分亚洲地区等。

鸡伤寒于1888年在英国首次报道，以后又陆续在美国、德国、匈牙利、澳大利亚、法国、荷兰、日本、朝鲜及中国被发现，并成为一种世界范围传播的禽类细菌病。目前本病呈世界性分布，所有养鸡国家和地区都有发生，但以散发为主。

（二）我国的发病及流行形势

1990年以前，我国不同地区人伤寒、副伤寒病发病率在10/10万～50/10万之间波动。1990年以后，发病率进一步降低，全国发病率在4.08/10万～10.45/10万，每年报告5.1万～12.0万人患病，年病死33 374人，病死率和死亡率逐年下降。但目前伤寒和副伤寒的流行出现了新的问题，近几年甲型副伤寒在一些省份迅速流行，超过伤寒而成为优势菌感染，并且在全国范围呈现流行区域逐渐扩大的态势。1995—2004年全国伤寒、副伤寒年报告病例数在5.0万～7.2万，发病率在3.85/10万～6.10/10万，与1995年前（10/10万～50/10万）相比发病率明显降低。年病死19人（2004年）～124人（1995年），病死率也表现为逐年下降，从1995年的0.17%降低到2004年的0.04%，但1998年有所上升，为0.20%。全国各省、自治区、直辖市均有病例报道，但发病数分布不均，10年来报告发病前10位的省、自治区为贵州、新疆、云南、广西、浙江、湖南、江西、广东、湖北、江苏，大多表现为持续、多发。但江苏、湖北和新疆呈现下降趋势，以江苏下降最为明显。2001年以后，全国总的病例数在减少，而发病前5位的省份病例合计增加数量占全国报告病例总计的70%左右。对这些发病较多地区的伤寒和副伤寒控制能有效减少全国的伤寒和副伤寒发病数。

猪沙门氏菌病（猪副伤寒）在我国分布广泛，各种不同类型的养殖场均有发病报告，该病主要流行于我国猪饲养密集地区和饲养条件恶劣地区。我国当前引起猪副伤寒的沙门氏菌主要为鼠伤寒沙门氏菌和猪霍乱沙门氏菌。

鸡白痢在我国流行广泛，我国比较系统的鸡白痢净化从20世纪80年代开始，一些硬件设施较好的原种鸡场经过执行严格的检疫控制措施后，取得了很好的净化效果，相继建立了一批"无白痢鸡场"。近年来，在北京、河南、陕西、宁夏、福建、安徽、江苏、上海、黑龙江、吉林、山东、山西、新疆等地的鸡场中仍然不同程度发生鸡白痢，感染后死亡率较高。但是由于密集饲养方式、品种易感性的差异，病原菌的毒力与不同的嗜性，并发感染及各种应激因素的影响，出现了易感日龄增大和临床病型多样化的趋势。

鸡伤寒在我国呈散发性，雏鸡易感，后备鸡和成年鸡则随年龄的增大易感性逐渐降低。但近年来在我国，成年鸡初产期的易感性逐渐降低，成年鸡初产期的易感性逐渐增强，甚至造成较严重的经济损失。

三、临床症状及病理变化

（一）临床症状

1. 家畜

（1）猪　主要危害2~4月龄小猪，可呈地方性流行，造成大批猪发病死亡。急性型表现为败血症，亚急性和慢性型以顽固性腹泻和回肠及大肠发生固膜性肠炎为特征。病猪脱水、消瘦，排出灰绿色稀便。

（2）牛　主要发生在10~30日龄的犊牛，以下痢为主要症状，故又称为犊牛副伤寒。表现为发热、食欲废绝、呼吸困难、急性胃肠炎、关节炎与肺炎，一般于5~7 d内死亡。病程延长时可见腕、跗关节肿大。常呈地方性流行，死亡率较高。成年牛症状多不明显，表现为高热、昏迷、食欲废绝、呼吸困难等症状，发病后很快出现下痢，孕牛可发生流产。

（3）羊　患下痢型的主要表现为体温升高、腹泻，排黏性带血稀粪、恶臭，1~5 d死亡；怀孕母羊流产、体温升高，流产羔羊病死率达10%。

（4）鸡　患鸡白痢的雏鸡表现急性败血性经过，发热，排灰白色粥样或黏性液状粪便，雏鸡死亡率高达40%~60%。损伤生殖系统为主的慢性或隐性感染，不表现明显症状，但可长期带菌，成为本病的主要传染源。

鸡伤寒主要危害3周龄以上的鸡，表现为发热、贫血、排白色水样粪便，病死率达10%~50%。

2. 人

该病主要感染儿童和老人，表现为恶心、呕吐、腹泻、腹痛、体温升高、全身乏力，主要拉黄绿色水样便，有时带脓血和黏液。

（三）病理变化

1. 猪

副伤寒可分为急性败血型、亚急性型和慢性型。败血症主要表现为耳根、胸前和腹下有紫红色斑点；全身浆膜与黏膜散布点状出血，肌肉和肌膜亦有出血变化；全身淋巴结肿大、充血、水肿与出血，尤以内脏和肠系膜淋巴结的变化明显；肺瘀血、水肿，肺尖叶、心叶和膈叶的前下部常有小叶性实变区；心包点状出血出血，纤维素性出血性心包炎；肝瘀血，被膜出血，在被膜下有针尖大至粟粒大小灰黄色坏死灶或灰白色副伤寒结节；胃黏膜潮红、肿胀、糜烂，卡他性、出血性或固膜性肠炎。

2. 牛

病牛主要表现为急性型败血症，除有败血症的一般变化外，特征性病变主要在脾脏、肝脏、肠道和肠系膜淋巴结。如败血脾，肝肿大，有坏死点和副伤寒结节；卡他性、出血性、固膜性肠炎。慢性型的主要病变是肺脏呈卡他性化脓性肺炎。

3. 羊

病羊消瘦，胃和肠道空虚，黏膜充血，内容物稀薄；肠系膜淋巴结肿大充血，脾脏充血；肾脏皮质部与心内外膜有小出血点。流产型羊出现死产或初产羔羊几天内死亡，呈现败血症病变；组织水肿、充血，肝脾肿大，有灰色坏死灶，胎盘水肿出血。母羊有急性子宫炎、流产或产死胎的子宫肿胀，有坏死组织、渗出物和滞留的胎盘。

4. 鸡

鸡白痢病死鸡肠管内充满黄白色稀粪，输尿管充满尿酸盐而扩张，育成鸡可见肝脏肿大为正常的2~3倍，呈深红色，质脆易破裂。成年母鸡最常见的病变是卵子变形、变色，呈囊状，有腹膜炎和心包炎。病死雏鸡有出血性肺炎，肺有灰黄色结节，肝、心等脏器有灰白色坏死小点。

鸡伤寒病变与鸡白痢相似，病程较长者，肝脏肿大呈青铜色，肝和心肌表面有灰白色坏死灶。

（四）预防控制

人副伤寒的预防主要是注意饮食卫生，把好"病从口入"关，还可采用药物预防等方法。主要是不生吃或半生吃毛蚶、牡蛎、蛏子等海产品；不要到卫生条件差的摊点、餐馆就餐；养成良好的卫生习惯，不喝生水，饭前便后要洗手；凡有不明原因持续发热患者，要及时到医院诊断治疗，以免延误病情；家中以及周围有伤寒患者时，更要注意自我保护；对可能污染的物品可选用煮沸、消毒液浸泡等方式消毒；应急性预防服药，可用复方新诺明等药物。最后可应急接种，对疫情暴发地区及毗邻地区的重点人群进行伤寒菌疫苗预防接种。

五、公共卫生影响

沙门氏菌病是公共卫生学上具有重要意义的人畜共患病之一，其病原沙门氏菌属肠道细菌科，包括引起食物中毒，导致胃肠炎、伤寒和副伤寒的细菌。它们除可感染人外，还可感染很多动物，包括哺乳类、鸟、爬行类、鱼、两栖类及昆虫。人畜感染后可呈无症状带菌状态，也可表现为有临床症状的致死疾病，可加重病态或提高死亡率，或者降低动物繁殖生产力。

沙门氏菌是常见的肠道致病菌，沙门氏菌属的种类很多，其中最常见的引起食物中毒的沙门氏菌有鼠伤寒沙门氏菌、猪霍乱沙门氏菌、肠炎沙门氏菌等，这种细菌在外环境中的生存能力较强，在水、牛乳及肉类食品中能生存几个月，其繁殖的最适温度为37℃，乳和乳制品中的沙门氏菌经巴氏消毒或煮沸后会迅速死亡。人体一旦感染可引起伤寒、腹泻、呕吐甚至败血症，一般由食用不洁肉制品感染。肉及其制品的沙门氏菌检出率，美国为20%～25%、英国为9.9%、日本检查进口家禽的感染率为10.3%，我国肉类沙门氏菌检出率在1.1%～39.5%、蛋及其制品沙门氏菌检出率为3.9%～43.7%，吃蛋引起鼠伤寒病的病例报告有逐渐增加的趋势。环境污染主要是食品在加工、运输、出售过程中往往被沙门氏菌污染。沙门氏菌在粪便、土壤、食品、水中可生存5个月至2年之久。

第五节　放线菌病

放线菌病（Actnomycosis）是由多种放线菌引起人与动物共患的一种慢性化脓性、肉芽肿性的亚急性至慢性感染性疾病。该病主要侵犯头颈部、腹部和肺部，以局部扩散、化脓或肉芽肿性炎症、多发性脓肿和窦道瘘管为特征。放线菌病是畜类慢性传染病之一，其中牛最常见，绵羊及山羊较少发病。本病多为散发，很少呈流行性。

一、病原

（一）分类地位

参照《伯杰氏系统细菌学手册》第二版第五册（2005），放线菌在分类上属放线菌门（Aetinobacteria），放线菌纲（Aetinobacteria），放线菌目（Actinomycetales），放线菌科（Actinomycetaceae），放线菌属（*Actinomyces*）。放线菌属包括36个种，对人和动物有致病性的放线菌有牛型放线菌、衣氏放线菌、内氏放线菌、龋齿放线菌、黏放线菌、化脓放线菌、齿垢放线菌、豪氏放线菌、受损大麦放线菌、麦尔放线菌和腐殖放线菌。

（二）形态学基本特征与培养特性

1. 形态与染色

放线菌种类很多，多数放线菌具有发育良好的分支状菌丝体，少数为杆状原始丝状的简单形态。不产生芽孢和分生孢子。菌丝大多无隔膜，其粗细与杆状细菌相似，直径为1 μm左右。细胞中具核质而无真正的细胞核，细胞壁含有胞壁酸与二氨基庚二酸，而不含几丁质和纤维素。革兰氏染色阳性，在病灶中形成肉眼可见的针头大的黄白色小菌块，呈硫黄颗粒状，此颗粒在载玻片上压平后镜检呈菊花状，菌丝末端膨大，呈放射状排列。

2. 培养特性与生化特性

培养前选出的硫黄颗粒状病料放在灭菌生理盐水中浸洗3次，以除表面污染的杂菌，利用各种培养基在厌氧条件下，于37℃或室温下培养，为提高分离培养率，须采集新鲜标本。在血液琼脂、脑心浸液葡萄糖血液琼脂等培养基中于厌氧条件下生长良好，菌落呈白色或乳白色，表面粗糙不平，无溶血性。

（三）分型

放线菌种类繁多，分布广泛病，但多数没有致病性，只有牛放线菌、衣氏牛放线菌等少数几种放线菌具有致病性。牛放线菌和衣氏放线菌是牛骨骼和猪乳房放线菌的主要病原，伊氏放线菌是人放线菌病的主要病原。

二、流行状况

（一）全球分布及流行形势

Langenbeek 在1845年首先报道了放线菌病，1911年首次报告了人颜面部放线菌病，该病在全世界各个国家均有发病。动物的发病率各地区不同，与当地饲养管理水平有关，一般为散发，在美国和苏联的沼泽地曾出现过小规模暴发。

（二）我国分布及流行形势

我国1904年首次在湖北宜昌发现牛放线菌病，为散发。1965年据临渔县的调查，当地耕牛中发生了由林氏放线菌引起的放线菌病，也称"硬舌病"，其患病率和病死率均很高。全县发病牛444头，死亡牛329头，病死率达89.7%。从牛发病年龄看，10岁以上者少见，3岁以下者未见，多在4~9岁，特别是7~9岁最多见。

三、临床症状及病理变化

（一）临床症状

1. 家畜

（1）牛 以形成肉芽肿、瘘管和流出一种含灰黄色干酪状颗粒的脓液为特征。牛多发于颌骨、唇、舌、咽、齿龈、头部的皮肤和皮下组织。以颌骨放线菌病最多见，常在第3、4臼齿处发生肿块，坚硬、界限明显，初期疼痛，后期无痛，破溃后形成瘘管，长久不愈。头、颈、颌下等部位软组织也常发生硬结，不热不痛。舌高度肿大，常垂于口外，并可波及咽喉部。病牛流涎，咀嚼吞咽困难，通常称为"木舌病"。乳房患病时，呈弥漫性肿大或有局灶性硬结，乳汁黏稠，混有脓汁。

（2）绵羊和山羊 常在舌、唇、下颌骨、肺和乳房出现损害。有单个或多发的坚硬结节，从许多瘘管中排出脓汁。

（3）猪 多见乳房肿大、化脓和畸形。也可见到颌骨肿、颈肿等。

（4）马 多发鬐甲肿或鬐甲瘘。

2. 人

放线菌病可发生于人体的任何部位。据统计，发生于面颈部的占60%～63%，腹部占18%～28%，胸部占10%～15%，其他部位仅占8%左右，临床上一般将广义的放线菌病分为以下几型：

（1）颈面型 此型最常见，多发于颈面交界部位及下颌角、牙槽嵴。初期为局部轻度水肿和疼痛或无痛性皮下肿块，随之肿块逐渐变硬，增大如木板样，并与皮肤粘连。皮肤表面高低不平呈暗红或紫红色，继而肿块软化形成脓肿，破溃后形成多发性窦道，排出物有臭味。在脓液内可见直径1～2 mm呈分叶状的淡黄色坚实的"硫黄颗粒"，具有诊断价值。如无继发感染，疼痛一般不严重，局部淋巴结也不肿大，患者一般健康亦不受影响，不适感甚轻。但因咀嚼肌受累可出现牙关紧张，咀嚼功能受影响，晚期可发生骨膜炎、骨髓炎、骨质破坏。

（2）胸部型　最常见的感染部位为肺门和肺底，开始几周有不规则发热、咳嗽、咳痰、胸痛，但无咳血。随着病情发展，肺中出现小脓肿，痰液呈黏液性带血丝，提示肺实质有破坏。累及胸膜时可出现明显胸痛并有胸水，感染波及胸壁后形成结节、脓肿，穿透胸壁和皮肤时则形成多发性窦道，排出物中有典型的"硫黄颗粒"。患者可出现进行性消瘦、发热、乏力、夜间盗汗和呼吸困难等症状。

（3）腹部型　多发于回盲部，临床表现类似于急性、亚急性或慢性阑尾炎。继而在回盲部或其他部位出现边界不清的不规则肿块，类似癌肿。病情继续发展，腹部肿块变大并与腹壁粘连，穿破腹壁后可形成多发性窦道，流出的脓液中可见"硫黄颗粒"。患者出现畏寒、发热、盗汗、乏力、消瘦、恶心、呕吐及肠绞痛等症状，肝脏、胆囊及输卵管可见放线菌感染，起病隐逸，临床表现与受累脏器部位有关。

（4）皮肤型。可发生在四肢、躯干、臀部、面部等，放线菌沿伤口处侵入皮肤皮下组织，开始在局部皮肤形成皮下结节，以后结节软化、破溃，形成窦道，并可在周围形成多个卫星状皮下结节。后者软化、破溃后形成相互贯通的多发性窦道，窦道中常排出淡黄色性物质，其中可见"硫黄颗粒"，病情发展缓慢。可侵入深部组织，形成肉芽与纤维组织，呈硬板状的疤痕，若病变局限，患者常无全身症状，局部疼痛、水肿亦不明显。

（5）脑型　此型较少见，临床上又分为局限型和弥漫型脑脓肿。局限性脓肿多见于大脑半球，少数发生于第三脑室和颅后窝，可为单个、多个或多发性脑脓肿及肉芽肿，外包有厚膜。主要表现为脑部占位性病变的体征，如颅内压升高、脑神经损害、头痛、恶心、呕吐、复视、视神经乳头水肿等，常无发热。

（二）病理变化

在受害器官的个别部位，存在扁豆粒大至豌豆粒大的结节样生成物，这些小结节逐渐聚集形成大结节，最后变为脓肿。这种肿胀由化脓性微生物增殖而引起，脓肿中含有乳黄色脓液，其中有放线菌丝。当细菌侵入骨骼，感染部位会逐渐增大，状似蜂窝。切片呈白色，光滑，其中镶有细小脓肿。也可发现有瘘管通过皮肤排出脓汁或有瘘管将脓汁引流至口腔。在口腔黏膜上可见溃烂或呈蘑菇状生成物，圆形、质地柔软、呈褐黄色。病期较长病例，肿块有钙化。

四、预防控制

动物放线菌病的治疗，早期可进行外科摘除，晚期肿胀可切开引流，若有瘘管应连同瘘管彻底切除。切除后的新创腔用碘配纱布填塞，24～48 h 更换1次，伤口周围注射10% 碘仿醚或2% 鲁格氏液，也可用烧烙疗法。

药物治疗可内服碘化钾，重者可静注10% 碘化钠。由牛放线菌引起者可用青霉素，由林氏放线杆菌引起者可用链霉素。病原未定时可同时应用青链霉素。将抗生素注射于患部周围，每日1次，连续5 d 为1个疗程。链霉素和碘化钾同时应用，对软组织放线菌病和"木舌病"疗效显著。

防治动物放线菌病主要是防止皮肤、黏膜损伤，如舍饲家畜饲喂前应除去粗硬饲草，将干草、谷糠浸软后再喂。修正幼畜尖齿，防止刺破口腔黏膜，发生损伤后及时处理治疗，避免在低湿地区放牧动物。

五、公共卫生影响

放线菌病多为散在发生，一般认为多数属内源性疾病，无明显感染性。正常人体内也有放线菌定植，如口腔、牙垢、扁桃体及龋齿、牙周脓肿等病灶处常能发现大量放线菌。一般情况下它们对人体不致病，当机体全身或局部（如皮肤黏膜机械屏障受损）抵抗力降低，尤其伴有其他需氧菌感染，而利于厌氧性的放线菌生长时，则可引起放线菌病。吸入含放线菌的脓性分泌物可引起胸部放线菌病，放线菌沿消化管破损处或腹壁受损处感染引起腹部放线菌病。有明显免疫缺陷或放线菌致病性较强时，则可引起严重的血行播散。放线菌病可发生在任何年龄，但10岁以下的儿童较为少见，多数病例在15～35岁。男性为女性的2倍，农民及野外作业者较多见。

第六节 大肠杆菌病

大肠杆菌病（Colibacillosis）是由致病性的大肠埃希菌（*Escherichia coli*）所致的人与动物共患的传染病。大肠杆菌是埃希菌属的代表菌，是构成大多数温血动物肠道中的正常菌群之一，广泛分布于自然界。致病性大肠杆菌不仅是全球性腹泻的主要原因，而且可导致多种动物疾病，且临床表现多样。该病主要包括肠炎、脓肿、全身性大肠杆菌病等，对新生幼畜和禽类危害严重。但近年来出现的肠出血性大肠杆菌（EHEC）O_{157}：H_7感染性腹泻，是近年来新发现的一种食源性、危害严重的人类肠道传染病。感染 O_{157} 大肠杆菌的患者，轻者恶心、腹胀腹泻；重者脱水，可发生出血性肠炎、溶血性尿毒综合征、急性肾功能衰竭而死亡。致病性强，病死率高。

一、病原

（一）分类地位

参照《伯杰氏系统细菌学手册》第二版第二册（2005年），大肠杆菌在分类上属肠杆菌科（Enterobacteriaceae），埃希菌属（*Escherichia*），为需氧或兼性厌氧的革兰氏阴性杆菌。

（二）形态学基本特征与培养特性

1. 形态与染色

本菌为革兰氏阴性，两端钝圆的短直杆菌，散在，个别形成短链状排列，两端浓染，大小1.1～1.5μm，非抗酸性、无芽孢，多数菌株具有运动性，有鞭毛。某些菌株有荚膜或周身菌毛。

2. 培养特性

兼性厌氧，营养要求不高，在普通琼脂上生长良好，可形成中等大小、灰白色、半透明、圆形微凸、表面湿润光滑的菌落。在血液琼脂上出现的菌落较大、灰白色、有黏性，边缘整齐，有隆起，不溶血；在麦康凯琼脂平板上形成中等大小的粉红色或红色菌落；在伊红美蓝琼脂平板上形成紫黑色具有金属光泽的小菌落。分离菌接种于普通肉汤呈均匀混浊，24 h培养后液面有菌膜，管底有淡白色黏稠沉淀，轻摇呈云雾状散开，并有粪臭味。

3. 生化特性

本菌能分解葡萄糖、麦芽糖、甘露醇、木糖、鼠李糖、山梨阿拉伯糖，并产酸产气，但 VTEC O_{157} 不能发酵山梨醇。不分解肌醇，不液化明胶，吲哚、甲基红反应阳性，V-P 枸橼酸酸盐结果为阴性。

（二）分型

1. 血清型

自 Kauffmann 在21世纪50年代建立大肠埃希菌血清型分类系统以来，血清型一直作为致病性大肠埃希菌的鉴定依据及流行病学调查标志。截至目前，已发现的大肠杆菌有超过170种菌体抗原（O 抗原）、64种鞭毛抗原（H 抗原）、103种荚膜抗原（K 抗原），这三种抗原相互组合可以构成几千个血清型。另外还有菌毛抗原（F 抗原），与细菌对细胞的黏附作用有关。

O 抗原是光滑型细菌溶解后释放出的内毒素，其化学组成是多糖－磷脂复合物，并含耐煮沸的蛋白质。该抗原刺激机体主要产生 IgM 抗体。H 抗原是由蛋白质组成，加热至100℃可破坏。其主要刺激机体产生 IgG 抗体。K 抗原是含有2% 还原糖的聚合酸，该抗原可分成 I 和 II 两组，与细菌的毒力有关，存在于细菌表面，具有抗吞噬的能力，能干扰 O 抗原凝集反应，100℃加热1 h 可破坏，但某些菌株需120℃加热2.5 h。

2. 致病性

细菌是否对宿主具有致病性，其主要决定因素之一是细菌是否携带有相应的毒力因子，因此毒力因子的检测已成为对致病性大肠杆菌鉴别的重要依据之一。致病性大肠杆菌可分为肠产毒素性大肠杆菌（ETEC）、肠致病性大肠杆菌（EPEC）、肠出血性大肠杆菌（EHEC）、肠侵袭性大肠杆菌（EIEC）和肠聚集性大肠杆菌（EAggEC）。

3. 基因组

本菌为单个环状基因组，其大小为4.58～4.63 Mb，含有4 300个左右的已知其功能的蛋白编码基因，但其还有38%还不清楚其功能，目前许多被检测的毒力因子都是已确定的质粒。

4. 蛋白质组

目前研究较多的蛋白质组有肠毒素、志贺毒素和外膜蛋白。

5. 理化特性

在外环境中生存能力较强耐酸，在 pH 2.5或3.0，温度37 ℃时能耐受5 h 不失去生存能力。能在冰箱长期生存，耐低温，在 −70 ℃可存活多年。但对热抵抗力差，加热到75 ℃以上1 min 即被杀死。对含氯消毒剂十分敏感，在有效氯含量0.4 mg／kg 以上的水体中难以存活。

二、流行状况

（一）全球分布和流行形势

1982年，美国首次发现因该致病菌引起食物中毒。其后，英国、加拿大、日本等多个国家相继报道该致病菌引起腹泻暴发和流行。1996年1—8月，日本9 000人因 O_{157}：H_7中毒，11人死亡。在美国和加拿大分离的肠道致病细菌中，已排在第二或第三位。

（二）我国分布和流行形势

我国自1997年在一定范围内开展监测工作以来，已陆续有余个省份在市售食品、进口食品、腹泻病患者、家畜家禽等分离大肠杆菌 O_{157}：H_7。1999年，我国部分地区暴发了肠出血性大肠杆菌 O_{157}：H_7感染性腹泻疫情。2000年，在江苏、安徽等地暴发的 O_{157}：H_7食物中毒事件，导致177人死亡，中毒人数超过2万人。表明此病已成为威胁我国人群健康的严重问题之一。

三、临床症状及病理变化

（一）临床症状

O$_{157}$：H$_7$大肠埃希杆菌感染包括无症状感染、轻度腹泻、出血性肠炎、溶血性尿毒综合征、血栓性血小板减少性紫癜。感染潜伏期为2~7 d，往往急性发病，通常为突然发生的剧烈腹痛和非血性腹泻；数天后出现血性腹泻，无粪质，不发热或仅有轻度发热，血白细胞计数增多；感染1周后，5%~10% 的患者发生严重的溶血性尿毒综合征（HUS），对肾脏可造成不可逆性病变。出血性肠炎是EHEC 感染最常见的症状。

1. 出血性结肠炎（HC）

肠出血性大肠菌像痢疾一样，1~10个菌落形成单位（CFU）即可感染人发病。典型出血性肠炎的临床表现为腹部剧烈疼痛，先期水样便，继而有类似下消化道出血的血性粪便，低热或不发热（低热或不发热是与其他炎症性结肠炎的区别）。粪便中无炎性排出物，且钡餐检查有特征性的拇指印状或假肿瘤状缺损区。血性腹泻时病原菌的分离率可达40% 左右，最典型的出血性肠炎的粪便几乎全是血、无粪便。

2. 溶血性尿毒综合征（HUS）

前驱症状是血性腹泻或腹痛，每日腹泻2~5次，严重者可发热，无脓血便和里急后重症状。起病后6~9 d，突然发作溶血、面色苍白、肾衰竭伴血尿（呈酱油色）、少尿或无尿，可有轻度黄疸、皮肤和黏膜出血、神经系统等多系统症状。典型的临床表现有急性溶血性贫血、黄疸、急性肾衰竭、出血症状等。根据临床病情型患者除上述三联症状外，可有高血压、抽搐、少尿（三者之一）。病程长短不一，平均15~27 d。

3. 血栓性血小板减少性紫癜（TTP）

TTP 和 HUS 的临床特征相似，大多数 TTP 病例无前驱性疾病。TTP 的5个临床特征分别是发烧、血小板减少性紫癜、微血管病理溶血性贫血、时轻时重的神经系统表现（头痛、轻度瘫痪、昏迷、间歇性谵妄等）、肾功能失调（血尿、蛋白性尿、急性肾衰竭）。多发生于20~30岁的青年人，病情发展迅速，90 d内有70%的患者死亡。TTP的复发率高达37%。TTP的病理特征是动脉透明血栓，与一般的TTP的区别是此前有血性腹泻。

多种家禽家畜，特别是牛和羊，感染并传播肠出血性大肠杆菌 $O_{157}：H_7$，但不发病。

（二）病理变化

$O_{157}：H_7$ 大肠埃希菌主要侵犯小肠远端和结肠、肾脏、肺脏、脾脏和大脑，可引起肠黏膜水肿、出血、液体蓄积、肠黏膜脱落、肠细胞水肿、坏死，以及肾脏、脾脏和大脑的病变。

大约19%的 $O_{157}：H_7$ 大肠埃希菌患者的肺脏可出现病理性改变，如支气管上皮细胞的脱落和栓塞。$O_{157}：H_7$ 大肠埃希菌还可以在猪体内引起水肿病样的脑损伤。肠腔接种 $O_{157}：H_7$ 大肠埃希菌后，可在实验小鼠、新西兰白兔中引起中枢神经系统症状，如共济失调、后肢麻痹等。在大脑、中脑、脑干可造成微动脉坏死和软化，软化涉及白质和灰质，在大脑的各个层次均可见伴有血小板和毛细管样血栓的小出血。脑动脉血管面出现内皮肿胀、坏死、变性和中膜肌细胞坏死。

四、预防控制

（一）加强疫情监测

1. 监测目的

可早期发现疫情，及时掌握发病动态；动态观察 $O_{157}：H_7$ 大肠杆菌的分布特征及流行趋势；为肠出血性大肠杆菌 $O_{157}：H_7$ 感染性腹泻防治提供科学依据。

2. 监测范围与监测点

在已发生确诊病例或疑似病例的地区，选择村卫生室或乡级医疗、卫生防保机构建立监测点。人群处于高危状态的地区，如人口稠密、人口流动频繁、与流行区毗邻地区，选择县级以上的综合医院的肠道门诊、泌尿科和小儿内科为重点范围，建立监测点。

3. 监测内容和方法

第一是病例报告，通过使用统一的病例定义、检验方法和标准对感染病例实行法定报告管理，必要时要求临床实验室必须开展肠出血性大肠杆菌 $O_{157}：H_7$ 的常规检测。通过对腹泻患者的检测，可及时发现肠出血性大肠杆菌 $O_{157}：H_7$ 感染性腹泻的病例，并进行标本采集、病原菌分离、鉴定和疫情调查工作；第二是暴发监测，肠出血性大肠杆菌 $O_{157}：H_7$ 引起的暴发以食物传播为主，约有70%以上的暴发是由污染的食物引起的；第三是环境动物宿主带菌，家畜家禽是主要的宿主动物，以牛、羊、鸡、猪为主要监测动物，大型养殖场、奶牛养殖场也应列入监测范围之内，为及时查明病因，可开展病例发生地周围环境及宿主动物的带菌调查；第四是媒介昆虫带菌情况，蝇和蟑螂可以机械地携带 $O_{157}：H_7$ 大肠菌，在传播中起一定的作用，对媒介昆虫进行监测可以查明传播途径。

（二）预防控制

1. 管理传染源

该病的主要传染源是带菌动物和患者，其排菌时间都比较长（带菌动物可长期排菌，患者排菌时间可达2个月以上）。对确诊患者做好隔离治疗，触者进行观察管理。协同农业部门共同解决畜禽的带菌问题，在农村要做好人和畜禽粪便的无害化处理。

2. 切断传播途径

停止使用可疑的食品，进行饮用水的消毒。对患者呕吐物、排泄物随时消毒，受污染的环境、水源、患者吃剩的食物、衣物、用品都要进行消毒处理。对患者家庭及其周围的动物粪便要及时消毒和堆埋，消灭苍蝇、蟑螂等传播媒介。

3. 保护易感人群

加大健康教育的力度和范围，要利用多种宣传形式使人们了解 $O_{157}：H_7$ 大肠杆菌感染性腹泻是一种食源性疾病。应特别注意食品卫生和个人卫生，避免食用半生的牛肉，不喝生牛奶，不吃不卫生的食品、水果、蔬菜等，不饮用伪劣饮料，不喝脏水、生水，把好病从口入关。不随地大小便、饭前便后洗净手，养成良好的卫生习惯。避免与患者密切接触。广泛开展"三管一灭"为主的群众性爱国卫生运动，加强农村改水改厕，不断改善卫生环境，是预防和控制EHEC O_{157}：H_7的根本性措施。

4. 加强带菌家畜家禽的管理

带菌家畜家禽是主要的传染源，要动态观察、检测带菌家畜家禽的时间长短，查清当地家畜家禽的种类、密度、来源、去向、饲养方式、带菌率及与疫情的关系。实行圈养，加强粪便卫生处理。

5. 严把卫生检疫关

进出口食品、入境患者是远距离传播肠出血性大肠杆菌 O_{157}：H_7的重要的传染源。因此必须把好海关检疫，重点对进口的种畜、种禽、肉类、蛋类、蔬菜等食品进行检测，防止该病原菌的国际间传播。

6. 加强科学研究

尽快开发和应用适宜我国实际情况的检测手段、免疫预防技术和临床治疗手段。

六、公共卫生影响

感染的家畜或被病菌污染的肉类产品是人类肠出血性大肠杆菌 O_{157}：H_7疫情的重要源头。2007年8月，苏格兰发现7例大肠杆菌 O_{157}：H_7人感染病例，流行病学调查发现，该感染源是当地 Morrisons 超市的冷冻熟牛肉片；2007年10月，美国东部8个州也因为批号为"Est.9748"牛肉馅饼的污染，导致40多人发病，普通流行病学调查发现，这些患者吃了这个批号的牛肉馅饼，分子流行病学显示同一批开包和没有开包的牛肉馅饼所污染的肠出血性大肠杆菌 O_{157}：H_7，与患者感染的肠出血性大肠杆菌 O_{157}：H_7在 DNA 指纹上完全一致。

任何年龄的人都可被感染，婴幼儿和老人发生严重症状的可能性更大一些。

该病潜伏期为1～10 d，多为3～4 d。通常由轻微腹疼或无便血的腹泻开始，症状逐渐加重。如果发生溶血性尿毒综合征一般是在出现症状约7 d时才出现，此时腹泻症状已经加重。

肠出血性大肠杆菌 O_{157} ：H_7 可在反刍动物（牛、羊、鹿）的消化道繁殖。人感染的主要来源是牛，其他动物如猪、鸟，从环境中食入此病原，可能也会感染并传播病原。

肠出血性大肠杆菌 O_{157} ：H_7 是通过粪－口方式传播的，感染动物的粪便污染了食品（肉、奶、水、苹果汁、奶酪、汉堡、蔬菜）或人的手，通过食入方式进入人体。

患者粪便也含有大量的此病致病细菌。一般随着疾病的康复，粪便中的病原菌逐渐消失，但有些患者康复后几周内，其粪便仍继续含有此致病细菌。儿童携带此致病菌时间通常长于成人。

第七节　李氏杆菌病

李氏杆菌病又名李斯特菌病（Listeriosis），是由单核细胞增多性李斯特菌（*Listeria mono cytogene*）所致的人和多种家畜、家禽、啮齿类、鱼类、甲壳纲类动物共患的散发性传染病。家畜和人以脑膜脑炎、败血症、流产为特征；家禽和啮齿类动物以坏死性肝炎、心肌炎及单核细胞增多为特征。感染动物病死率高达20%~70%，危害严重。在我国该病被列为三类动物疫病。

一、病原

（一）分类地位

参照《伯杰氏系统细菌学手册》第二版第三册（2012年），单核细胞增多性李斯特菌属厚壁菌门（Firmicutes），芽孢杆菌纲（Bacilli），芽孢杆菌目（Bacillrales），李斯特菌科（Listeriaceae），李斯特菌属（*Listeria*）。李斯特菌属有

7个种，分别是单核细胞增多性李斯特菌、伊氏李斯特菌、无害李斯特菌、威氏李斯特菌、塞氏李斯特菌、格氏李斯特菌和莫氏李斯特菌，其中能够致病的主要是单核细胞增多性李斯特菌和伊氏李斯特菌。

（二）形态学基本特征与培养特性

1. 形态与染色

本菌为短小的革兰氏阳性杆菌，兼性厌氧，无芽孢。长1~3μm、宽0.5μm，两端钝圆，多单在，有时也常成对并呈"V"形排列。在20~25℃培养时表面能形成4根小鞭毛，有动力。37℃培养时无鞭毛，动力消失。在血清葡萄糖蛋白胨中能形成黏多糖荚膜，在纯培养物中呈短小杆菌状，在幼龄培养物中呈球杆菌状，在老龄培养物中呈长丝的长杆菌状。

2. 培养特性

本菌为需氧或兼性厌氧，对环境耐受性强，可在较高的盐浓度（10%NaCl）及宽泛的pH（4.5~9.0）和温度范围（0~45℃）内生长，并可形成荚膜。营养要求不高，在普通营养琼脂平板上呈细小、半透明、微带珠光的露水样菌落，直径0.2~0.4 mm。适合在含有血清、葡萄糖及甘油的平板上生长。在血平板上培养可形成细小圆形、光滑而有狭窄β溶血圈的菌落，在中性或弱碱性条件下生长最好。

3. 生化特性

本菌可发酵多种糖类，37℃培养24 h能迅速发酵葡萄糖、海藻糖、水杨苷、果糖、七叶苷，产酸不产气；培养3~10 d可发酵阿拉伯糖、乳糖、蔗糖、糊精、山梨醇和甘油；不分解棉子糖、木糖和甘露醇；触酶试验、甲基红与V-P试验均为阳性；吲哚、酶验阴性。

（三）分型

李氏杆菌属具有菌体抗原（O抗原）和鞭毛抗原（H抗原）。O抗原用拉丁数字表示，H抗原用小写的英文字母表示，不同O抗原和H抗原组合构成李斯特菌各种血清型。单核细胞增多性李斯特菌有12个血清型，分别为1/2a、1/2b、1/2c、3a、3b、3c、4a、4ab、4b、4c、4d 和7型。单核细胞增多性李斯特菌的所有菌株都具有致病性，但是各血清型对人的致病力并不相同，主要致病的血清型有1/2a、1/2b、1/2c、3a、3b、3c、4b。人临床分离株95% 属于1/2a、1/2b、4b，而食品和环境中最常见的分离株却为1/2a、1/2b 和1/2c，在所有的血清型中4b 型具有最高的致死率。

（四）基因组

2000年4月法国巴斯德研究所宣布，单核细胞增多性李斯特菌的基因组已经被完全破译。2001年 Glaser 等对单核细胞增多性李斯特菌 EGD-e 株（ACC.NO.AL591824）和无害李斯特菌 CLIP11262株（ACC.NO.AL592022）的全序列进行了比较基因组学分析，发现大量与毒力因子相关的预测基因。单核细胞增多性李斯特菌基因组为一条环状 DNA 分子，由2 944 528 bp 组成，平均 G+C 含量为39%，编码2 853种蛋白。

（五）蛋白质组

本菌进入动物机体后侵入吞噬细胞和其他宿主细胞内繁殖，至少与细菌基因组中的50多种基因有关。本菌的感染是各种毒力因子协同作用的结果，主要的有环境受相关毒力因子、细胞黏附侵袭相关毒力因子、细胞内感染相关毒力因子及其他毒力因子等。

（六）抵抗力

本菌的抵抗力较强，在土壤、粪便、青贮饲料和干草中能长期存活。对酸和碱耐受性强大，在 pH 5.0~9.6和10% 盐溶液中仍能生长，在20% 盐溶液中经久不死。可生长温度范围广，4℃中也能缓慢生长，对热的耐受性比大多数芽孢杆菌强，100 ℃ 15 min、70 ℃ 30 min 才能杀死。因此，经巴氏消毒的羊乳仍有病菌存活，将脑组织浸泡于50% 甘油中在冰箱中保存，病菌可存活6个月。5% 克辽林或来苏儿10 min、2.5% 氢氧化钠或福尔马林20 min、0.1% 升汞5 min 均能杀死本菌，一般消毒剂都易使之灭活。

二、流行状况

（一）全球分布和流行形势

本病病原体的分离要追溯到1924年，E. G. D. Muray，R. A. Webb 和 M. B. R. Swann 首次从患有败血症的兔和豚鼠中分离出李斯特菌。1929年 Nyfeldt 第一次从患者体中分离出本菌，1940年由 Pirie 最终将这种病原体命名为单核细胞增多性李斯特菌。虽然本菌在20世纪20年代才被确认为是人与动物共患的病原菌，但很快受到重视。本病目前广泛分布于世界各地，从20世纪80年代起，欧洲、北美等地区因食品污染而暴发人李斯特菌病，法国、丹麦、芬兰、比利时、德国、瑞士等欧洲国家的发病率近逐步上升。与欧美发达国家相比，该病在亚洲、发展中国家较少，究其原因，可能由于这些国家对李斯特菌病的认识不足和检测水平有限。动物李斯特菌病在美国、保加利、英国、新西兰等国家几乎每年发生，主要集中在牛羊。

多数动物李斯特菌病主要是由4b 型和1/2型菌株引发，另有伊氏李斯特菌血清型5，仅造成反刍动物发病。4b 型菌株导致了全世界50% 以上的人李斯特菌病的发生，提示4b 型可能具有最强的毒力。

（二）我国的分布与流行形势

目前我国尚无对人群、家畜、食品等进行大规模流行病学调查的报道。李斯特菌病暴发的相关报道，只有1997年在云南省某村暴发动物源性李斯特菌病并波及人，疫区的大家畜（包括牛、羊、猪）病死率几乎100%，人群发病率达8.5%。另外，新疆自1997年以来每年都有因饲喂后期青贮料，羊暴发李斯特菌病的病例，尚无人食源性李斯特菌病暴发流行的报道。

与欧美国家相比，我国由于对本病的重视程度的不够，各级部门监测水平参差不齐，系统的李斯特菌病流行病学资料匮乏，报道的病例远未真实反映食源性李斯特菌病在中国的流行情况。从目前已有的报道发现，食品中单核细胞增多性李斯特菌血清型占优势的是1/2a型和1/2c型，其次是1/2b型和4b型，最后是4a型和4c型，动物李斯特菌病主要由4b型和1/2a型引起。

三、临床症状及病理变化

（一）临床症状

1. 家畜

（1）反刍动物 病初体温升高1～2℃，不久降至常温。原发性败血症主见于幼崽，表现精神沉郁、呆立、低头垂耳、轻热、流涎、流鼻液、流泪、不随群行动、不听驱使。咀嚼吞咽迟缓，有时于口颊一侧积聚多量没有嚼烂的草料。脑膜脑炎发于较大的动物，主要表现头颈一侧性麻痹，弯向对侧，该侧耳下垂，眼半闭，以至视力丧失。沿头的方向旋转（回旋病）或做圆圈运动，不能强使改变，遇障碍物，则以头抵靠而不动。颈项强硬，有的呈现角弓反张。此后卧地，呈昏迷状，卧于一侧，强使翻身，又很快翻转过来，直至死亡。病程短的2～3d，长的1～3周或更长。成年动物症状不明显，妊娠母畜常发生流产。水牛突然发生脑炎，症状似黄牛，但病程短，病死率很高。据报道，伊万诺夫李氏杆菌也曾引起羊和牛的流产，但其发生率低，损伤程度较轻。

（2）仔猪 多呈败血症致死性病程，无特征症状，病死率高。哺乳仔猪为败血症和脑膜脑炎混合型，病初体温高达41～42℃，中后期体温降至正常或以下，多数表现脑膜脑炎型。病初兴奋、肌肉震颤、无目的地乱跑，或转圈运动，或不自主地后退，或以头抵墙不动，或呈典型观星姿势；严重者倒地侧卧、四肢乱划，对刺激反应性增强，一般以死亡告终。断乳后的猪为单纯的脑膜脑炎型。

（3）禽 表现为败血症，主要危害2月龄以内的雏鸡。病初精神委顿，有时下痢。随病程进展，呈明显的神经症状，病程1～2周，多归于死亡。

（4）家兔 主要危害幼兔和孕兔。幼兔主要表现神经症状，孕兔主要表现流产、腹泻、神经症状。

2. 人

人主要表现为脑膜炎、粟粒样脓肿。成人表现为突然发病，发热、剧烈头痛、恶心、呕吐、尖叫和抽搐、颈部强直。新生儿感染的早期发病急或于出生后的2～5 d内发病，病儿一般为早产儿，主要表现呼吸急促、黏膜发绀，时有出血性皮疹和化脓性结膜炎。脑膜炎患者，多数同时存在败血症，心内膜炎较少见，多发生于二尖瓣或主动脉瓣。

动物李斯特菌病临床以发热、神经症状、孕畜流产，幼龄动物、啮齿类动物和家禽以败血症为特征。但不同种动物的表现不一样。

（二）病理变化

动物李斯特菌病的病理变化与动物种类有关。猪李斯特菌病尸体表皮肤苍白，腹下、股内侧有弥漫性瘀血斑，多数淋巴结出血、肿胀。脑膜血管充血，脑回沟内有胶冻样淡黄色渗出液。死于本病的牛和羊，脑膜和脑组织充血、水肿，脑膜可见针尖大、灰白色坏死灶。脑脊液增多、浑浊。肝肿大，表面有灰白色坏死灶。脾肿大，表面有纤维蛋白渗出。死于本病的病禽脑膜血管充血，肝脏呈土黄色，并有黄白色死点和深紫色瘀血斑，质脆易碎；心包积液，心脏有坏死灶；肠黏膜呈卡他性炎症。病兔的特征性病变是肝、脾表面有多量针尖大、淡灰色病灶，脾脏质脆，结构模糊。

四、预防控制

动物在平时加强检疫、防疫和饲养管理，不从疫区引进畜禽，驱除鼠类，消灭畜体外寄生虫。一旦发病，立即隔离治疗，消除诱因，严格消毒。病畜禽尸体要严格处理，严防疫病传播。

人在平时的饲养管理或剖检病死畜禽时，应注意自身防护。病畜禽肉及其产品，须经无害化处理才能利用。平时注意饮食卫生，防止通过污染的植物及蔬菜或乳肉蛋而感染。积极治疗患病的孕妇。

五、公共卫生影响

本病的传染源为患病动物和带菌动物。患病动物的粪、尿、乳汁、精液以及眼、鼻、生殖道的分泌物都可分离到病菌。本病经消化道、呼吸道、眼结膜及皮肤损伤等途径感染，饲料和饮水是主要的传染媒介。动物感染非常广泛，已查明有42种哺乳动物和22种鸟类易感。家畜中以绵羊、猪、家兔发病多，牛、山羊次之，马、犬、猫很少发生。家禽以鸡、火鸡、鹅较多发生，鸭极少感染。野禽、野兽和啮齿动物也易感，尤以鼠类易感性最高，是本菌的自然贮存宿主。

本病多为散发性，有时呈地方流行，发病率低，但致死率高。

第五章　真菌性人畜共患病

第一节　真菌性皮肤病

真菌性皮肤病是由皮肤真菌引起的一种人畜共病。肉牛真菌性皮肤病俗称牛钱癣、秃毛癣、脱毛癣等。该病典型症状特征是肉牛头、脸、眼周围、耳根、颈部、背部、身体两侧、臀部等被毛较短区域的皮肤、角质和被毛发生脱毛、脱屑、渗出、结痂，斑块近圆形、不整形或轮状癣斑，病变的皮肤肥厚，被毛脱落呈灰白色，与健康皮肤界限明显。该致病菌具有较强的穿透作用和较强的传染性。潮湿的环境和蚊蝇叮咬有利于本病的传播。临床上以脱毛及痒感为主要特征，康复后的皮肤对感染无抵抗力。体质弱的患牛在冬天甚至因衰竭而亡。

在生活日渐丰富的当今社会，人们对生活用品的质量要求越来越高，特别是对皮制品的要求，常见如皮鞋、皮衣、皮包等。牛皮因其表面平滑、细腻，毛孔小、结构细密紧实、富有弹性等特性，属于皮革制品中的优质资源。牛传染性皮肤病会毁坏皮肤的完整性和质量，降低牛皮的品质，影响牛皮的售价，甚至无法加工销售，造成一定的经济损失。因此，牛传染性皮肤病预防及治疗是非常重要的，要给予足够的重视。

牛皮肤真菌中石膏样毛癣菌、疣状毛藓菌、大小孢子菌等可导致人患足癣、体癣和甲癣等真菌皮肤病。当人体接触病牛或病牛感染物时，在合适的环境下能传染给人。真菌性皮肤病可传染到全身的各个部位，甚至发生手癣、足癣等。

一、病原及流行性状况

（一）病原

病原主要是疣毛癣菌、须毛癣菌、石膏样毛癣菌、马毛菌、大小孢子菌，病原菌侵害肉牛的毛囊、皮肤，侵害的肉牛表皮内外及毛根周围，其中疣状毛癣菌的发病率更高。疣状毛癣菌的菌落生长缓慢，呈白色绒毛样，质地坚硬，显微观察菌丝呈丝状。长时间培养后菌落呈白色粉末状，可出现典型的链状厚垣孢子，致使皮肤鳞屑化。病原菌可产生抵抗力很强的孢子，孢子排列致密，对外界环境的抵抗力很强，在皮屑被毛内可保持3~4年毒力，土壤中可保持2个月毒力，能抵抗100 ℃干热1 h，2% 福尔马林溶液或8% 苛性钠溶液作用30 min可将其杀死。另外，阳光直射对病原真菌有致死作用。

（二）流行性情况

该病在品种、性别之间无明显差异，犊牛、育成牛、老年牛易感染，特别是2~12月龄犊牛易感染。该病多发生于秋末至初春时间，该病的发生多因养牛舍的饲养密度过大，光照不足，导致牛舍空气污浊、阴暗、潮湿，诱发该病的发生。该病主要通过接触病牛直接传染，病牛接触过的土壤、发霉草料、垫草、颈枷、颈带、笼头和饲槽也可间接传染。

二、症状及诊断

（一）临床症状

1. 牛

肉牛真菌性皮肤病潜伏期7~30 d，基本上所有的真菌性皮肤病都具有相同的临床症状，都是由于表皮角质中有大量菌丝增殖，导致皮肤快速发生角质化，并发生炎症反应。病变初期，皮肤上出现米粒大小的小丘疹，局部不完全脱毛，有些被毛有折断现象，皮肤有脱屑现象，痒觉不明显；病变中期，毛囊分泌浆液性渗出物，形成豌豆大小的结节状隆起，随后病变向区外扩散，被毛逆立，并逐渐脱落变稀，皮肤损伤、增厚、隆起，可形成直径2～7 cm的癣斑，覆盖有灰褐色或者灰色物质，有时会出现鲜红色到暗红色深浅不同的鳞屑和石棉样痂皮，厚约1.5 mm；病变后期，痂皮经治疗后脱落，露出无毛的皮肤，鲜嫩的皮肤长出新毛，转归为健康被毛状态；患牛恢复期痒感明显，病牛蹭痒次数增加。如果治疗不及时，病牛体质较弱，病变通常会由头部、眼周围、颈部等被毛稀疏的地方开始，向背部、臀部延伸，严重的可波及胸部皮肤，够蔓延至全身，甚至因衰竭死亡。

2. 人

临床上呈水疱鳞屑型表现，损害多局限于一侧，初发小水疱，疱液干涸后脱屑，范围不断扩大，久之脱屑处皮肤粗糙增厚，皮纹增宽，失去正常光泽，触之有粗沙感。常见的真菌性皮肤病有头癣、手足癣、股癣、花斑癣等。

（1）头癣　由皮肤癣菌引起的头皮、毛发和毛囊的感染，可分为黄癣、白癣和黑点癣等。黄癣俗称"秃疮""癞痢头"，皮损以有鼠臭味的碟形黄癣痂为特征，易形成永久性脱发；白癣的皮损呈圆形或不规则形灰白色鳞屑斑，病发根部有白色菌鞘包绕，易折断；黑点癣可见头皮点状炎性鳞屑性斑片，稍痒，部分患者可有局灶性永久性脱发。

（2）手足癣、股癣、体癣　手足癣表现为指（趾）间及掌（跖）皮肤的脱屑、瘙痒、糜烂及继发细菌感染导致的局部红、肿、痛；股癣一般从足癣或手癣自身传染引起，皮损的形态多为不规则形或弧形，有苔藓样变或急性和亚急性湿疹样改变，易并发细菌感染，患者自觉瘙痒剧烈；体癣皮疹初为红斑或丘疹，随后向四周扩散成为环形，有的产生新的皮疹不断向外扩散形成同心环，有瘙痒感，可并发细菌感染。

（3）其他　真菌性皮肤病除了上述表现外，还有其他表现，如发生在甲部的真菌性皮肤病俗称"灰指甲"，表现为甲的颜色和形态异常。湿疹样型癣菌疹特点为双侧掌面及指腹部发生散在或群聚深在性水疱，疱壁不易破，患者自觉奇痒难忍。夏季多汗，由花斑癣菌引起的花斑癣又称"汗斑"，皮损为斑疹，表面附有微量糠状鳞屑。但也有学者认为花斑癣菌不属于真菌的范畴。

三、实验室诊断

（一）牛

在病、健皮肤交界处拔取少许毛根或刮取少许鳞屑，浸泡于20%氢氧化钾溶液中，稍微加热3～5 min，用毛细吸管取少许病料，取1滴置于载玻片上，再加1滴蒸馏水，加盖玻片在高倍镜下观察，可在毛根周围发现排列整齐的链状霉菌孢子。

（二）人

真菌显微镜检查：选取皮损边缘的鳞屑或病发，置于载玻片上，加氢氧化钾溶液，加盖玻片，置于酒精灯上加热片刻，进行镜检观察。检查结果阳性者，可作为确诊的依据；阴性者不排除癣的可能。真菌培养：从病灶取来鳞屑、毛发或疱膜进行接种、培养，5 d左右有菌落生长，可进行菌种鉴定，若无菌落生长，即为培养阴性。伍德灯检查：真菌在滤过紫外线灯照射下可产生带色彩的荧光，临床上对浅部真菌病，尤其是对头癣的诊断提供了重要参考依据。

四、预防与治疗

（一）预防

1. 牛

（1）肉牛饲养场要选择在通风、向阳、地势干燥的地方，运动场要通风向阳，夏季通风、冬季保暖、四季干燥、容易排水。新建牛场要全面消毒，消毒可选用3%～5%氢氧化钠溶液喷洒或用喷灯火焰消毒。

（2）要加强牛群管理，保持牛舍环境、用具和牛体卫生，饲喂上倡导目前先进且流行的全混合日粮饲喂技术，如果条件不具备，则在日粮中补充添加微量元素和维生素。

（3）要认真清扫牛舍环境卫生，及时更换牛舍垫草垫料，冬春季节要在阳光充足的下午适当通风，保持牛舍干燥。

（4）外调牛要进行隔离观察15 d，确定无疾病特征后再混群饲养。

（5）一旦发现病牛，应及时检出并隔离，及早治疗。对所有牛逐头保定检查，有临床症状的牛全部转群集中在同一牛舍内，病、健牛固定专人饲养，饲养员禁止串舍。

（6）被病牛污染了的周围环境、用具，一定要严格消毒。牛舍垫草垫料要全部清理、焚烧深埋，牛舍每天清扫2次，清扫后喷水冲洗，用加热60 ℃的5%克辽林、3% 福尔马林、2% 氢氧化钠溶液消毒，或5%～10% 漂白粉溶液喷洒消毒，也可用甲醛进行熏蒸消毒。需要注意的是，由于本病能传染给人，因此接触病牛的工作人员应戴上橡胶手套，注意自身的防护。

（7）采取预防措施。健康牛饮用添加灰黄霉素原粉的水，每头4 g，每天2次；适量饲喂优质青贮饲料和多汁饲料，每天12：00至16：00进行日光浴。

2. 人

（1）加强卫生宣传教育。

（2）注意个人卫生，保持皮肤清洁、干燥。

（3）家庭成员或宠物有癣病时，应积极治疗，对污染衣物进行消毒处理。

（4）糖尿病患者易发生癣病，应加强皮肤防护。

（二）治疗

1. 牛

（1）外部治疗 用药前应先刮或刷去感染性痂皮层。局部治疗时先剪去病变部被毛，先用经温热的来苏儿溶液浸泡过的毛巾浸润患部，浸软痂皮，再用温肥皂水洗净痂皮，每天涂抹抗真菌药，如盐酸特比萘芬、克霉唑、氟康唑、两性霉素 B、10% 水杨酸乙醇溶液、5%～10% 硫酸铜或10% 碘酒，每天1次。

（2）中药治疗 用巴豆24 g、斑蝥9 g、硫黄12 g、红矾0.3 g、狼毒15 g、豆油600～800 g，将巴豆、斑蝥、红矾、狼毒碾碎，加豆油煮沸30 min，冷至60 ℃时加硫黄，用毛刷蘸取药液涂患处，直至痊愈。

（3）药物治疗　灰黄霉素原粉饮水，每头5 g/次，每天2次，7 d为1个疗程，连用3个疗程。

（4）全身治疗　如感染范围太大，应进行全身治疗。首先用温热肥皂水洗净，然后涂擦灰黄霉素软膏，再灌服灰黄霉素片剂，每天0.5 g/头，连用7 d，10 d后病牛可基本康复。

2. 人

目前对于真菌性皮肤病的治疗，主要是包括全身治疗，可以选用广谱的咪唑类抗真菌药，如酮康唑、伊曲康唑等。此外还包括局部的治疗，如用咪康唑、益康唑等药膏进行局部的涂抹。

第二节　嗜皮菌病

嗜皮菌病（*Dermatophilus*），也叫链丝菌病，是由刚果嗜皮菌引发的一种常见侵害反刍动物的皮肤真菌性传染病，是国际动物卫生组织（OIE）法定报告的B类疾病，以浅表的渗出性、脓疱性皮炎、局限性的痂块和脱屑性皮疹为特征的人畜共患病。

一、病原及流行状况

（一）病原

1. 牛　本病病原为刚果嗜皮菌（*Dermatephilus*），在分类上属于嗜皮菌科嗜皮菌属。本菌能产生菌丝，宽2~5 μm，呈直角分枝，菌丝有中隔，顶端断裂呈球状体。球状体游离后多成团，似八链球菌。成团的球状体披胶状囊膜包裹，囊膜消失后，每个球状体即成为有感染力的游动孢子，游动孢子有鞭毛，能运动。菌丝和孢子均为革兰氏阳性。

本菌为需氧兼性厌氧，在含血液或血清的营养琼脂上培养，36 ℃生长良好，长出的菌落形态多样，色灰白。在普通肉汤、厌氧肝汤和0.1%葡萄糖肉汤等液体培养基中生长时初呈轻度混浊，以后出现白色絮片状物，逐渐沉下，不易摇散，有时出现白色菌环。本菌孢子耐热，对干燥也有较强抵抗力，在干痂中可存活42个月。对青霉素、链霉素、土霉素、螺旋霉素等敏感。

2. 人

嗜皮菌侵入人体，萌发成菌丝，菌丝体按纵、横方向分裂产生扁平体，横向分裂产生侧支。遇合适条件，孢子可在菌丝体内萌发，变为能运动的孢子（游走孢子），导致损害。损害溃破时，呈淡红色火山口样表现，伴有淡黄白色脓液渗出。损害恢复过程中，先出现带棕色的结痂，持续数天至1周，形成带紫红色的瘢痕。

二、流行病学

本病存在于非洲、欧洲、美洲、亚洲和大洋洲许多国家。病牛和带菌牛是本病主要的传染源，当皮肤擦伤、撕裂，或被蝇、虻等吸血昆虫叮咬，甚至皮肤潮湿时，病畜皮肤病变中的菌丝孢子，特别是游动孢子，易随病畜渗出物遇雨水而扩散，病菌可侵入皮肤而引起感染发病。当遇下雨雪、垫草潮湿、严重疾病感染，抵抗力下降，用皮质类固醇等药物治疗和管理不当时，均可促使本病流行。本病常呈地方性流行，有一定季节性，尤其是吸血昆虫较多的季节多发。我国于1969年首先在甘肃牦牛中发现，1980年之后，相继在四川、青海的牦牛，贵州的水牛，云南的水牛和山羊中发现本病，并分离出病原菌。由于本病传染性强、发病集中、病情顽固，并可招致一定数量病畜死亡，给农牧业和制革工业带来严重影响，给外贸出口也造成了巨大损失。人亦可感染发病。

三、症状及诊断

（一）症状

1. 牛

成年牛潜伏期约为1个月，犊牛为2～14 d。早期症状常不显著而被忽视。最先见到的损害是皮肤上出现小丘疹，波及几个毛囊和邻近表皮，分泌浆液性渗出物，与被毛凝结在一起，呈"油漆刷子"状。被毛和细胞碎屑凝结在一起，其下形成痂块，呈灰色或黄褐色，高出皮肤，呈圆形，大小不等。皮肤损害通常从背部开始，由胛到臀并蔓延至中间肋骨外部，有的可波及颈、前躯、胸下和乳房后部，有的则在腋部、肉垂、腹股沟部及阴囊处发病，有的牛仅在四肢弯曲部发病。病畜可能自愈，此时，痂块自然脱落。

幼犊的病损常始于鼻镜，后蔓延至头颈部。其大小像噬菌斑样，厚2mm，造成被毛脱落，皮肤潮红，如环境潮湿，病损直径可达7mm。1月龄以上犊牛的病损为圆形痂块，隐藏于被毛中，揭开痂块，遗留有渗出的出血面。严重者可因衰竭而死亡。

2. 人

无全身症状，人接触有病动物可能发病。一般在接触后2~7d，见一侧或双侧手背、前臂出现多数无痛性淡白色丘疹或脓疱，直径2~5mm，周围有充血带。损害溃破时，呈淡红色火山口样表现，伴有淡黄白色脓液渗出。损害恢复过程中，先出现棕色的结痂，持续数天至1周，形成紫红色的瘢痕。

（二）诊断

1. 牛

根据皮肤出现渗出性皮炎和痂块，体温无显著变化，可初步诊断为本病。确诊要依靠病原检查。如能在痂皮、刮屑涂片中或培养物中检出革兰氏阳性的分枝的菌丝及成行排列的球菌状孢子时，结合病的发生情况，即可作出确诊。必要时可将病料涂擦接种于家兔剪毛皮肤上，经2~4d家兔发病，接种部皮肤红肿，有白色圆形、粟粒大至绿豆大丘疹，并有渗出液，最后形成结节，结节融合成黄白色薄痂，取痂皮涂片染色镜检，可见到本菌。

实验室诊断：血清学诊断方法，如免疫荧光抗体技术、酶联免疫吸附试验、琼脂扩散试验、凝集试验、间接红细胞凝集试验等。

2. 人

患者曾到流行病区，有与动物接触史。一侧或双侧手背、前臂出现无痛性白色丘疹或脓疱等典型皮损。

四、实验室诊断

皮损渗出物涂片检查、吉姆萨染色及分离培养可见嗜皮菌菌落，革兰氏染色阳性，不抗酸。

五、预防与治疗

（一）预防

防制本病的主要措施为严格隔离病畜，尽可能防止家畜淋雨或被蜱和吸血蝇类的叮咬；加强对集市贸易检疫和家畜运输检疫。人与患病动物接触时应注意个人防护，防止发生创伤。

（二）治疗

1. 牛

（1）局部治疗　先以温肥皂水润湿皮肤痂皮，除去病变部位全部痂皮和渗出物，然后用紫药水或5%水杨酸钠酒精溶液涂擦患处。

（2）全身疗法　用硫酸链霉素10~15mg/kg（体重），青霉素1万~2万IU/kg（体重），用地塞米松稀释，连用3d，或用复方肿节风注射液，牛0.1ml/kg（体重），连用3d。

（3）中药治疗　以清热解毒、消肿散结、活血化瘀为治则。组方：栀子、连翘、丹皮、二花、公英、地丁、牛蒡、薄荷、白术、芒硝各60g，元参、豆根、花粉、红花、乳香、没药、甘草各40g，水煎灌服，每天1剂。

2. 人

本病预后良好，不经治疗亦可自愈。

第三节　皮肤霉菌病

皮肤霉菌病（Dermatomycosis），通常是由于感染疣毛癣菌、马毛癣菌、须毛癣菌等引起的人畜毛发、皮肤、蹄等角质化组织的损害，经常发生在头部，特别是眼的周围、颈部、尾根等部位，不久就遍及全身。病初脱毛似小硬币样，有时保留一些残毛，随着病情的发展，皮肤上出现界限明显的秃毛圆斑，癣斑上有硬皮、鳞屑或小疱，一部分皮肤隆起变厚形似灰褐色的石棉状。

本病在世界上分布广泛。我国已有15个省（市、自治区）报道发生了此病，且近年来发生有上升趋势。

一、病原及流行状况

（一）病原

引起皮肤霉菌病的病原体为真菌界半知菌门中疣毛癣菌、小利霉菌属、马毛癣菌、须毛癣菌等引起该病的病原体。霉菌侵入表皮角质层、毛囊、毛根鞘及其细胞内繁殖，有的穿入毛根内生长繁殖。孢子和菌丝将毛根包围，引起毛根鞘细胞膨胀和坏死，或毛根鞘完全角化，使毛囊破坏、形成秃毛圆斑，有时发生化脓性毛囊炎，结痂后形成癣斑。皮肤霉菌对外界具有极强的抵抗力，耐干燥，100℃干热1 h可致死。但对湿热抵抗力不太强。对一般消毒剂耐受性很强，1%醋酸需1 h、1%氢氧化钠数小时、2%福尔马林0.5 h方可杀灭。对一般抗生素及磺胺类药均不敏感。制霉菌素和灰黄霉素等对本菌有抑制作用。

（二）流行状况

自然情况下牛最易感。在我国，黄牛、水牛、奶牛均发病较多。人也易感，多种皮肤霉菌可以人畜互传或在不同动物之间相互传染。自然情况下，牛是最容易感染该病的家畜，一般无年龄和性别差异，幼年较成年易感。健康肉牛往往由于接触病牛，或者使用的刷拭用具、鞍具、挽具污染有病菌，或者长时间处于病菌污染的环境中，通过皮肤损伤经由蚊蝇叮咬或者摩擦、搔痒引起感染。该病一年四季都可发生，但通常在秋末到春初采取舍饲阶段比较容易出现。致病菌能够在动植物体上依附，并在环境中长时间停留或者在土壤中生存，当条件适宜时就会导致人畜发生感染。如果牛舍没有定期进行通风换气，没有将厩舍内的粪便及时清除，导致舍内湿度较大，空气严重混浊，更有利于皮肤霉菌的生长繁殖，从而容易引起该病。牛长时间饲喂过于单一的青、黄贮秸秆等，导致机体缺乏营养，或者由于气候过于寒冷而始终采取舍饲，加之被毛、皮肤卫生较差，且舍内潮湿、阴暗等，更容易促使该病的传播。

二、症状及诊断

（一）症状

霉菌孢子污染损伤的皮肤后，在表皮角质层内发芽，长出菌丝，蔓延深入毛囊。由于霉菌产生的角质蛋白酶能溶解和消化角蛋白，而进入毛根，并随毛根向外生长，受害毛发长出毛囊后很易折断，使毛发大量脱落形成无毛斑。由于菌丝在表皮角质中大量增殖，使表皮很快发生角质化和引起炎症，导致皮肤粗糙、脱屑、渗出和结痂。

1. 牛

多数是山疣毛癣菌、须毛癣菌及马毛癣菌等所致。病变常见于牛（特别是在青年牛）头部（眼眶、口角、面部）、颈和肛门等处，以痂癣较多。病变初期，病牛全身不同部位形成豌豆大小的结节，上有些许癣屑；病变中期，结节不断扩大呈隆起的圆斑，形成黄色或者灰白色鳞屑癣斑并结痂，痂上留少数无光泽的断毛。痂皮小者如铜钱（又称钱癣），大者如手掌大小，痂皮明显增厚，被毛发生脱落，通常局限于颜面部发生病变。存在于眼睛周围的小病灶往往会相互融合形成较大的病灶，也就是形成"眼镜框"。另外，由于覆盖层痂皮不断增厚，如同在面部贴上一层面团，因此也称为"面团嘴脸"，这也是该病的主要临床特征。严重者，在牛体全身融合成大片或弥散。该病早期和晚期都有剧痒和触痛，患畜不安、摩擦、减食、消瘦、贫血以致死亡。也有的病例，开始皮肤发生红斑，继而发生小结节和小水疱，干燥后形成小痂块。有的毛癣菌还可侵及肺脏。

2. 人

各种病原性皮肤真菌引发的共同症状是毛发脱落，形成皮屑，皮肤肥厚、结痂。病变可局限于一处，也可扩散全身。分为黄癣（俗称癞痢头）和白癣（即蛀毛癣）两类。黄癣由石膏样毛癣菌引起，以湿疹样、黄瘦症和发鼠尿臭味为特征；白癣主要由犬小孢霉和须毛癣菌等引起，按发病部位可分为头癣、体癣、股癣、手足癣和须癣等。头癣表现为圆形或不整形灰白鳞屑性脱发斑，有时伴发毛囊性脓疱。

（二）诊断

本病临诊特点为局部皮肤有边界明显的癣斑，其上带有残毛或裸秃，常被以鳞屑结痂或皮肤皲裂和变硬。有的发生丘疹、水疱和表皮糜烂。多有不同程度的痒觉。

三、实验室诊断

可刮取爪甲碎片，拔取脆而无光并粘有渗出物的被毛，剪下癣痂或刮取皮肤鳞屑置于载玻片上，加入10%氢氧化钠一滴，盖玻片覆盖（必要时，微加温使标本透明），用低倍和高倍镜观察有无分枝的菌丝及各种孢子。被小孢霉菌属感染者，常见菌毛及小分生孢子沿毛根和毛干部生长，并镶嵌成厚梢，孢子不进入毛干内；毛癣菌属感染者，孢子在毛干外缘、毛内或毛内外（大部在毛干内）平行排列呈链状。必要时可进行人工培养和动物实验。人工培养时，可将病料接种在沙堡氏培养基（内含氯霉素50 mg/ml、放线酮500 mg/ml）上，置25～28 ℃培养7～12 d，出现菌落；培养2～3周时，进行观察镜检。为了便于镜检观察，可挑取少量菌体置载玻片上，然后滴加乳酸棉蓝液（石炭酸20 g、乳酸20 ml、甘油40 ml、蒸馏水20 ml、棉蓝0.05 g），使之透明，再盖一盖玻片进行镜检。在分离疣毛癣菌时，必须添加硫胺或硫胺甲肌醇。对致病性皮肤霉菌属种的鉴定，应根据生长状况、菌落性状、色泽、菌丝、孢子及其特殊器官的形态特征来确定。

实验动物可用豚鼠或家兔，先在接种部位剪毛，用1% 高锰酸钾液洗净，再用细砂纸轻擦接种部，然后用病料稀释液涂擦，隔离饲养观察，阳性者一般经7~8 d 在接种部出现炎症反应、脱毛和癣痂。

四、预防与治疗

（一）预防

平时应加强饲养管理，搞好栏圈及畜体皮肤卫生；挽具鞍套等固定使用；发现病畜应全群检查，患畜隔离治疗；病舍可用2% 氢氯化钠或0.5% 过氧乙酸消毒；饲养人员应注意防护，以免受到传染。

（二）治疗

1. 牛

（1）局部治疗 局部先剪毛，用肥皂水清洗血壳，然后用10% 水杨酸酒精抑菌液，每天或隔天外用5% 双氧水或用3% 来苏儿洗后涂10% 浓碘酊。

（2）全身治疗 口服灰黄霉素。

2. 人

局部剃发、洗净，涂以1%~3% 克霉唑（三苯甲硝唑）液、5% 硫黄软膏、复方雷锁辛搽剂、复方苯甲酸搽剂或软膏、复方十一烯酸锌软膏、土槿皮酊等。内服药可选用灰黄霉素，2~3周为一疗程，此药有一定副作用，不宜长期连续服用。

参考文献

[1] 陈溥言. 兽医传染病学 [M].6版. 北京：农业出版社，2015.

[2] 蔡宝祥. 家畜传染病学 [M].4版. 北京：农业出版社，2003.

[3] 蔡宝祥. 家畜传染病学 [M].4版. 北京：农业出版社，2005.

[4] 高作信. 兽医学 [M].3版. 北京：中国农业出版社，2003.

[5] 王晓亮、张玉玲. 人畜共患病防治与实验室检测技术 [M]. 银川：阳光出版社，2015.

附录

附录一

全国畜间人兽共患病防治规划

（2022—2030年）

来源：农业农村部　农牧发〔2022〕31号

人兽共患病防治工作事关畜牧业高质量发展和人民群众身体健康，事关公共卫生安全和国家生物安全，是贯彻落实乡村振兴战略和健康中国战略的重要内容，是政府社会管理和公共服务的重要职责。为落实习近平总书记关于"人病兽防、关口前移"的重要指示精神，加强畜间人兽共患病防治工作，依据《中华人民共和国动物防疫法》《中华人民共和国传染病防治法》《中华人民共和国进出境动植物检疫法》《中华人民共和国生物安全法》等法律法规，编制本规划。

一、防治形势

（一）防治成效

近年来，国家出台一系列政策措施，推进畜间人兽共患病防治工作，取得显著成效。法律法规不断健全，修订动物防疫法，颁布生物安全法，实施国家中长期动物疫病防治规划，完善畜间人兽共患病防治配套规章、应急预案和技术标准规范。防治机制不断优化，落实地方政府属地管理、部门监管和生产经营者主体责任，健全强制免疫、监测流调、应急处置、区域化管理、联防联控等制度。防疫体系不断完善，推进动物防疫行政管理、监督执法和技术支撑体系建设，改善动物疫病监测、检疫监督等基础设施和装备条件。疫情形势总体稳定，高致病性禽流感等畜间人兽共患病得到有效控制，全国基本消灭了马鼻疽，日本血吸虫病、棘球蚴病（包虫病）、狂犬病等得到稳定控制，畜间流行率显著降低。

（二）困难挑战

我国畜禽饲养基数大，动物疫病种类多、分布广，部分疫病在局部地区出现反弹，防治形势依然复杂严峻。一是畜间人兽共患病种类多，病原复杂，流行范围广。高致病性禽流感疫情随候鸟迁徙传播的风险持续存在，布鲁氏菌病（以下简称"布病"）疫情在一些地区居高不下，局部地区牛结核病和包虫病疫情形势依然严峻，炭疽病原感染及传播途径更趋复杂。二是基层动物防疫体系职能淡化、力量弱化、支持虚化等问题比较突出。一些地方对畜间人兽共患病防治重视不够，经费保障不足，设施设备陈旧老化，基层机构大量撤并，专业技术人员匮乏，动物防疫、检疫和监管工作存在短板漏洞。三是畜禽养殖总量大，规模化程度总体不高，生物安全水平较低。中小规模养殖场户占比高，生物安全防护意识和能力参差不齐，部分养殖场户对畜间人兽共患病危害认识不足，防疫主体责任落实不到位。活畜禽长途调运和市场交易频繁，传统的养殖、流通和消费方式在短期内难以根本改变，疫病发生和跨区域传播扩散风险持续存在。四是周边及主要贸易国家和地区动物疫情频发，多种外部风险因素相互交织，防治任务繁重艰巨。随着全球化进程加快，动物及动物产品跨境流动频繁，外来畜间人兽共患病传入风险不断加大。野生动物疫源疫病跨种传播感染人和畜禽的情况时有发生，气候环境和生态系统变化以及极端天气增多，进一步加大畜间人兽共患病发生、传播和扩散风险。

（三）面临机遇

习近平总书记在十九届中央政治局第三十三次集体学习时对畜间人兽共患病防治提出明确要求，强调要坚持人病兽防、关口前移，从源头前端阻断人兽共患病的传播途径。2022年中央一号文件明确提出，要做好人兽共患病源头防控。随着经济社会发展和人民生活水平的提高，人民群众对畜牧业生产安全、动物产品质量安全和公共卫生安全的要求不断提升，为做好畜间人兽共患病防治奠定了良好社会基础。当前，我国正开启全面建设社会主义现代化国家新征程，全面实施乡村振兴战略和健康中国战略，推动构建"人类卫生健康共同体"，为兽医卫生事业全面融入国家公共卫生体系，推动畜间人兽共患病防治工作再上新台阶提供了重要战略机遇。国家颁布实施生物安全法，修订实施动物防疫法等法律法规，为加强畜间人兽共患病防治知识宣传教育、落实关键防治措施、实施科学精准防治和有效防控提供了有力法治保障。

二、总体思路

（一）指导思想

以习近平新时代中国特色社会主义思想为指导，深入贯彻落实党中央、国务院关于全面加强国家生物安全风险防控和治理体系建设的决策部署，坚持人民至上、生命至上，实行积极防御、系统治理，健全完善畜间人兽共患病防治体制机制，全面夯实基层基础，提升风险防范和综合防治能力，有计划地控制、净化和消灭若干种严重危害畜牧业生产和人民群众健康安全的畜间人兽共患病，维护畜牧业生产安全、公共卫生安全和国家生物安全。

（二）基本原则

1. 源头防治，突出重点。坚持人病兽防、关口前移，实行预防为主、预防与控制净化消灭相结合的方针，聚焦重点病种，织密筑牢防治畜间人兽共患病的第一道防线，从前端阻断传播路径，切实降低流行率，有效防范传播风险。

2. 政府主导，多方参与。严格落实地方各级人民政府属地管理、部门监管和生产经营者主体责任，采取监督指导和激励相结合的措施，调动从业者主动防疫的内生动力，鼓励和引导社会力量广泛参与，形成政府、部门、社会组织和生产经营者分工明确、各司其职的防治机制。

3. 因地制宜，因病施策。实行一病一策、分类指导，分病种、分区域、分阶段采取差异化防治策略，根据不同病种的流行规律、传播特点和防治现状，制定实施有针对性的防治措施，精准防治，逐步实现从场群、区域到整体的控制、净化和消灭目标。

4.协调配合，统筹推进。有效整合现有畜间人兽共患病防治资源，理顺防治体制机制，明确各方事权，协调各方力量，强化联防联控和群防群控，形成防控合力。确定国家重点防治病种，突出重点区域、聚焦重点环节、落实重点措施，统筹推进各项防治工作。

（三）防治目标

到2030年，逐步形成有效保障畜牧业高质量发展和人民群众身体健康的畜间人兽共患病防治能力，动物防疫机构队伍、法律法规和基础设施更加完善，应急响应机制更加健全，快速感知和识别新发突发疫病能力不断提高，全社会协同防范能力和水平显著提升。重点防治病种得到有效控制，畜间布病、牛结核病、包虫病等病种流行率明显下降，高致病性禽流感稳定控制，炭疽疫情保持平稳，马鼻疽实现消灭，犬传人狂犬病逐步消除，日本血吸虫病实现消除。常规防治病种流行率稳定控制在较低水平。重点防范的外来疫病传入和扩散风险有效降低。

专栏 1　实施防治防范的主要畜间人兽共患病

病种分类	病　　种
重点防治 （8 种）	高致病性禽流感、布病、牛结核病、狂犬病、炭疽、 包虫病、日本血吸虫病、马鼻疽
常规防治 （14 种）	弓形虫病、钩端螺旋体病、沙门氏菌病、日本脑炎（流行性乙型脑炎）、 猪链球菌Ⅱ型感染、旋毛虫病、囊尾蚴病、李氏杆菌病、类鼻疽、片 形吸虫病、鹦鹉热、Q 热、利什曼原虫病、华支睾吸虫病
外来防范 （2 种）	牛海绵状脑病、尼帕病毒性脑炎

专栏 2　重点畜间人兽共患病防治目标

病　　种	到 2025 年	到 2030 年
高致病性 禽流感	全国达到控制标准，部分区域达到免 疫无疫标准	全国维持控制标准，进一步扩大 免疫无疫区域

续表

病　种	到 2025 年	到 2030 年
布病	50% 以上的牛羊种畜场 (站) 和 25% 以上的规模奶畜场达到净化或无疫标准。	75% 以上的牛羊种畜场 (站) 和 50% 以上的规模奶畜场达到净化或无疫标准
日本血吸虫病 (预期性)	有效控制和消除危害 , 全国达到传播阻断标准	全国达到消除标准
包虫病	98% 原学监测个体阳性率控制在以上的流行县家犬及家畜病 5% 以下	100% 的流行县家犬及家畜病原学监测个体阳性率控制在 5% 以下
狂犬病	注册犬免疫密度达 90% 以上 , 免疫犬 100% 建立免疫档案	注册犬免疫密度达 95% 以上 , 免疫犬 100% 建立免疫档案
牛结核病	25% 净化或无疫标准以上的规模奶牛	50% 以上的规模奶牛养殖场达到净化或无疫标准
炭疽	重点地区应免家畜免疫密度达 90% 以上 , 畜间疫情保持点状低发	重点地区应免家畜免疫密度达 95% 以上 , 畜间疫情保持点状低发
马鼻疽	全国消灭	维持全国消灭

三、策略措施

对重点防治病种，国家制定防治技术规范、标准，根据防控需要制订应急实施方案，实行全国统防、部门联防，一病一策、精准治理，区域协同、有效防控。对境外流行、尚未传入的畜间人兽共患病，加强风险防范、监测预警和应急准备，加强口岸和边境防控，强化联防联控。

（一）高致病性禽流感

目前我国高致病性禽流感防控形势总体平稳，要继续落实免疫、监测、扑杀等综合防治措施。

重点防治措施。一是做好强制免疫。坚持预防为主，全面开展家禽强制免疫和抗体监测，确保家禽群体免疫保护水平。有条件的地区，可根据监测评估结果和防治实际探索建立免疫退出机制。二是加强监测预警。组织实施家禽和野禽监测计划，密切监视禽流感病毒流行动态、毒株变异、致病力变化情况。三是严格检疫监管和市场准入。严禁未经检疫、来源不明的家禽及产品入市销售，严格执行活禽市场防疫管理制度，加强疫病监测，发现禽流感病毒污染立即采取休市、消毒等应急处置措施。县级以上地方人民政府应当根据本地情况，依法决定在城市特定区域禁止活禽交易。倡导健康消费理念，加快推进"规模养殖、集中屠宰、冷链运输、冰鲜上市"的生产消费模式。四是推进区域化管理。鼓励、支持各地及养殖场户开展高致病性禽流感净化场、无疫小区和无疫区建设，不断提高家禽养殖场所生物安全水平。

（二）布病

目前我国布病防控形势严峻，对牛羊健康养殖和公共卫生安全构成较大威胁，要继续坚持免疫与净化相结合，严格落实各项综合防治措施，逐步降低畜间流行率。

重点防治措施。一是实施专项防控行动。实施畜间布病防控五年行动方案，强化条件保障，做好技术支持，加强督促指导，全面落实监测、免疫、扑杀、消毒、无害化处理、人员防护等关键措施。二是推进区域化管理。各地根据布病流行状况和畜牧业产业布局，以县为单位确定免疫区和非免疫区，免疫区严格规范开展布病强制免疫，非免疫区强化日常监测和剔除，加大对高风险畜群、地区和环节监测力度。积极推进布病净化场、无疫小区、无疫区建设，提升养殖环节生物安全水平。三是强化牛羊调运监管。严格落实牛羊产地检疫和落地报告制度，做好隔离观察。全面实施畜禽运输车辆和主体备案制度，加强活畜跨区域调运监管，严格指定通道管理。除布病净化场、无疫小区、无疫区，以及用于屠宰和种用乳用外，跨省调运活畜时，禁止布病易感动物从高风险区域向低风险区域调运。四是加强奶畜风险监测。支持奶畜养殖场户开展布病自检，探索建立生鲜乳布病等病原微生物风险监测评估制度。

专栏 3　　布病防控五年行动

农业农村部印发《畜间布鲁氏菌病防控五年行动方案 (2022—2026 年)》（农牧发〔2022〕13 号），按照源头防控突出重点、因地制宜综合施策、技术创新强化支撑、健全机制持续推进的基本原则，全面落实监测排查、强制免疫、消毒灭源、净化无疫、检疫监督、调运监管、疫情处置、宣传培训、效果评估等 9 项重点任务，强化组织指导、经费保障、技术支持、措施联动、进展反馈等 5 项保障措施。力争通过 5 年时间，有效降低畜间布病总体流行率，提升牛羊群体健康水平，建成一批高水平的牛羊布病净化场和无疫小区

（三）牛结核病

我国牛结核病在奶牛群体中仍有一定程度流行，防控形势不容乐观，要坚持预防为主，严格落实监测净化、检疫监管、无害化处理等综合防治措施。

重点防治措施。一是加强监测。加大养殖场、屠宰场和交易市场监测力度，及时准确掌握病原分布和疫情动态，科学评估风险，逐步建立完善奶牛个体档案和可追溯标识，对感染牛及时追踪溯源，并对溯源牛群进行持续监测。二是加快推进净化工作。制订净化实施方案，分区域、分步骤统筹推进牛结核病净化工作。对养殖场户实行分类指导、一场一策、逐步净化，有计划地开展防治工作。三是加强生物安全管理。指导养殖场户加强生物安全防控，落实日常消毒措施，提高生物安全水平，及时扑杀牛结核病感染牛，并进行无害化处理。四是加强奶牛群体风险监测。支持奶牛养殖场户开展牛结核病自检，探索建立生鲜乳牛结核病等病原微生物风险监测评估制度。

（四）狂犬病

狂犬病是我国法定报告传染病中病死率最高的人兽共患病，要强化免疫、监测流调、疫情处置等关键防治措施落实。

重点防治措施。一是严格实施犬只免疫。指导犬只饲养单位和个人要切实履行法定义务，定期为犬只接种狂犬病疫苗，确保构筑有效免疫屏障。各地可根据狂犬病流行情况、监测评估结果和当地实际，将犬只狂犬病纳入地方动物疫病强制免疫病种。推进狂犬病免疫接种点建设，规范动物诊疗机构接种管理，

对免疫犬只建立免疫档案。二是开展监测流调。对出现异常攻击行为或发生不明原因死亡的疑似患病动物及时开展病原学监测，发现确诊病例及时开展疫情溯源和流行病学调查。三是做好应急处置。发生疑似动物狂犬病疫情，及时划定高风险场所或区域，落实传染源调查、高风险区犬只紧急免疫等应急处置措施，严格按规定对染疫动物进行无害化处理。四是加强流浪犬和农村犬只防疫管理。按照动物防疫法规定，指导乡镇人民政府、街道办事处、村（居）民委员会做好本辖区流浪犬的控制和处置，防止疫病传播；县级人民政府和乡级人民政府、街道办事处要结合本地实际做好农村地区饲养犬只的防疫管理工作。

（五）炭疽

目前我国炭疽疫情总体呈点状发生态势，有明显的季节性、区域性，以老疫点和疫源地为高发地区，要强化监测排查、应急处置、针对性免疫、检疫监管等综合防治措施。

重点防治措施。一是做好监测报告。加强高发季节高风险地区监测预警，及早发现和报告疫情。二是严格规范处置疫情。按照"早、快、严、小"原则做好疫情处置，对病畜进行无血扑杀和无害化处理，掩埋点设立永久性警示标志，疫源地周边禁止放牧。三是做好针对性免疫。根据疫情动态和风险评估结果制定重点地区免疫计划，适时开展家畜免疫。四是加强动物卫生监管。严格检疫和调运监管，严厉打击收购、加工、贩运、销售病死动物及其产品等违法违规行为，对死亡动物严格执行"四不准一处理"（不准宰杀、不准食用、不准出售、不准转运，对死亡动物进行无害化处理）措施。加强日常监管，重点地区要加强病死草食动物无害化处理专项整治，根据防控需要配备可移动大动物尸体焚化设备。

（六）包虫病

目前我国包虫病疫情总体比较平稳，四川、西藏、青海等地区疫情相对较重，要实施以控制传染源为主、中间宿主防控与病人查治相结合的综合防治策略。

重点防治措施。一是做好家犬驱虫。包虫病流行区强化家犬登记管理，按户建立家犬驱虫登记卡。全面实行家犬拴养，因地制宜实施限养。根据当地实际定期开展犬驱虫。做好犬粪深埋、焚烧等无害化处理工作。二是加强流浪犬管控。乡镇人民政府、街道办事处、村（居）民委员会要采取措施控制并减少流浪犬数量，在流浪犬聚集场所或经常出没区域定期投放驱虫药饵，并集中收集犬粪进行无害化处理。三是加强综合防疫管理。做好家畜免疫，每年对新生羔羊和新补栏羊进行免疫接种，有条件的地区可对牦牛等进行免疫接种。做好易感动物监测，对牛、羊及家犬做好病原学监测，对免疫动物开展抗体监测。强化家畜屠宰管理，规范开展屠宰检疫，做好病变内脏的无害化处理，不得随意丢弃家畜脏器。四是加强流行区宣传教育。对牧民和养殖、屠宰、交易等环节从业者做好防治知识宣传，引导养成良好卫生习惯，不随意丢弃家畜内脏，不用生鲜内脏喂犬，对病变内脏进行无害化处理。

（七）日本血吸虫病

日本血吸虫病是严重危害人体健康的重大畜间人兽共患病，要坚持以控制传染源为主的综合防治策略，实施人畜同步查治。

重点防治措施。一是开展家畜疫情监测。开展家畜血吸虫病疫情监测，每年按照国家动物疫病监测与流行病学调查计划进行家畜查治，控制家畜感染，实行网络化和信息化管理，掌握疫情动态。二是加强家畜传染源管理。大力推进农业耕作机械化，逐步淘汰耕牛或以机耕代牛耕，在暂未淘汰耕牛的流行区逐步推行家畜集中圈养。鼓励有条件的流行区发展替代养殖业，减少易感动物饲养量。加强家畜粪便管理，在血吸虫病疫区实施沼气池建设，对人、畜粪便进行无害化处理，通过发酵等方式杀灭虫卵，减少直接排放污染环境，有效切断传播途径。做好流行区易感家畜的检疫工作。三是实施农业灭螺工程。结合农业种植结构调整，对符合条件的水田实施水改旱或者水旱轮作。在有钉螺分布的低洼沼泽地带（非基本农田）开挖池塘、实施标准化池塘改造，发展优质水产养殖业，实行蓄水灭螺。

（八）其他畜间人兽共患病

针对畜间人兽共患病传播流行的三个环节（传染源、传播途径、易感动物），实施综合防治措施，积极开展病媒生物防制和消杀，加强饲养管理，不断提高养殖场所生物安全水平。

重点防治措施。对马鼻疽，继续实施消灭计划，严格落实监测、扑杀、无害化处理、移动控制等关键措施。对日本脑炎（流行性乙型脑炎）、猪链球菌Ⅱ型感染和鹦鹉热，在流行区域对猪、马、牛、羊等易感家畜进行疫苗接种。对旋毛虫病、囊尾蚴病，以屠宰场为重点，严格宰后检疫检验，做好污染肉品的无害化处理。对其他常规防治病种，加强饲养管理、环境消毒、无害化处理、药物治疗、疫病净化，加强人员防护和个人卫生。对牛海绵状脑病、尼帕病毒性脑炎等外来病种，加强国际疫情监视，做好传入风险分析和预警；加强联防联控，健全跨部门协作机制，强化入境检疫和边境监管措施，提高人兽共患病发现识别和防控能力；在边境、口岸等高风险区域开展应急演练，提高应急处置能力。

四、重点任务

（一）完善防治措施

深入推进畜间人兽共患病强制免疫先打后补改革，完善以养殖场户为责任主体，以企业执业兽医、乡村兽医、村级防疫员和特聘防疫专员等社会化服务队伍为技术依托的强制免疫网络。严格落实疫情报告制度，明确疫情报告责任和标准，健全疫情报告体系。完善畜间人兽共患病应急预案和应急响应机制，加强应急物资和能力储备。加强牛羊屠宰管理，有序推进牛羊集中或定点屠宰，健全入场动物查证验物、待宰采样检测和检验检疫制度，建立牛羊屠宰场基础信息系统，强化与动物检疫电子出证系统对接，实现牛羊从产地到屠宰的全程闭环监管。有条件的省份，省级农业农村主管部门在严格确保生物安全的前提下，可探索开展布病、包虫病、牛结核病监测阳性动物集中无害化处理和资源化利用试点。

（二）抓好监测净化

完善监测预警体系，健全以国家兽医实验室和省市县三级动物疫病预防控制机构为主体的畜间人兽共患病监测预警网络。加强专项监测，有针对性地开展常规监测、净化监测和无疫监测，做到及时发现、快速感知、准确识别。加强宠物疫病、野生动物疫源疫病、外来动物疫病监测预警。强化同卫生健康、海关、林草等部门沟通协调和资源共享，及时相互通报监测信息。强化畜间人兽共患病净化工作，推进防治工作从有效控制向净化消灭转变。建立完善相关奖补政策和激励机制，加快推进畜间人兽共患病净化场、无疫小区和无疫区的建设，建成一批高水平畜间人兽共患病净化场和无疫小区。通过示范带动、典型引领，不断提升养殖环节生物安全水平。

专栏 4　畜间人兽共患病净化

农业农村部印发《农业农村部关于推进动物疫病净化工作的意见》(农牧发〔2021〕29号)，按照企业主体政府支持、因地制宜分类施策、点面结合整体推进的基本原则，通过明确净化范围、集成净化技术、完善净化模式、做好净化指导、开展净化评估等措施，以种畜场、奶畜场和规模养殖场为对象，稳步推进布病、牛结核病等畜间人兽共患病净化；以种畜禽场和规模养殖场为切入点，探索开展高致病性禽流感等重大动物疫病净化

（三）强化科技支撑

积极支持有条件的单位开展畜间人兽共患病防治相关技术研究和推广，实施新发畜间人兽共患病应急科研攻关储备项目。建设国家人畜共患传染病防控技术研究中心、国家动物疫病防控技术集成创新中心和区域动物疫病防控技术集成基地，组织开展多部门、跨学科联合攻关，加强动物疫病预防控制机构、科研院所和企业科研资源集成融合，构建基础性、前沿性、实用性技术研究、集成创新和示范推广平台，增强防治技术原始创新、集成推广和引进吸收转化能力，解决制约防治工作的关键技术问题。加强畜间人兽共患病检测试剂、标准样品、仪器设备、治疗药物、中医药技术等方面的研发推广，加快推进新型疫苗和快速诊断与鉴别诊断技术产品的引进、研发、注册和应用，完善相关畜

间人兽共患病诊断检测标准，健全畜间人兽共患病菌毒种库、疫苗和诊断制品标准物质库。

（四）推进智慧防治

实施智慧防疫能力提升行动，全面提升畜间人兽共患病系统治理能力。运用互联网、大数据、人工智能、区块链等现代信息技术，织牢织密监测预警网络。建立以动物移动监管为核心的全链条智慧监管体系，建成覆盖养殖场户、屠宰企业、指定通道、无害化处理场、交易市场的智能监控信息系统，开展动物养殖、运输、交易、屠宰、无害化处理等全链条精细化监管，实现养殖档案电子化、检疫证明无纸化、运输监管闭环化。将信息系统配备及与政府监管系统对接情况，纳入养殖场、屠宰场等标准化示范创建，以及动物疫病净化场、无疫小区和无疫区建设评估验收内容，不断提高智慧监管能力水平。

专栏5　全国智慧防疫能力提升行动

以规模养殖场和畜禽屠宰场点为关键控制节点，以直联直报系统、牧运通 APP 及省级畜牧兽医信息平台等为支撑，建立健全养殖、运输、屠宰全链条防疫、检疫监管智慧信息系统。 逐步建设覆盖全国所有规模养殖场和畜禽屠宰场的视频监控系统，对规模养殖场实施电子养殖档案管理，逐步实现养殖档案电子化、屠宰管理标准化、检疫证明无纸化

（五）加强宣传教育

制订畜间人兽共患病防控培训计划，对动物养殖、屠宰加工、动物疫病防控等高风险从业人员，加强畜间人兽共患病防治技术培训，分类编制畜间人兽共患病防治指南，定期组织开展专项健康教育。监督相关单位建立健全人员防护制度，采取有效的卫生防护、医疗保健措施，定期组织工作人员开展健康检查。利用多种方式和重要节点，开展形式多样的主题宣传活动，广泛宣传畜间人兽共患病防治政策和知识，倡导健康饮食和良好生活习惯，提高社会公众防范意识。

专栏 6　重点支持政策项目

---

1. 强制免疫补助：主要用于开展动物疫病强制免疫、免疫效果监测评价、疫病监测和净化、人员防护等相关防控措施，以及实施强制免疫计划、购买防疫服务等方面。对符合条件的养殖场户实行强制免疫"先打后补"，在 2025 年年底前逐步全面停止政府招标采购强制免疫疫苗；对暂不符合条件的养殖场户，继续实行省级集中招标采购强制免疫疫苗。

2. 强制扑杀和销毁补助：主要用于预防、控制和扑灭动物疫病过程中，被强制扑杀动物的补助和农业农村部门组织实施销毁的动物产品和相关物品的补助等方面。补助对象为被依法强制扑杀动物的所有者、被依法销毁动物产品及相关物品的所有者。

3. 养殖环节无害化处理补助：主要用于养殖环节死猪无害化处理等方面。按照"谁处理，补给谁"的原则，补助对象为承担无害化处理任务的实施者。

4. 陆生动物疫病病原学监测区域中心建设：在畜禽养殖密集、动物疫病流行状况复杂、防控任务重的地区，依托地市级动物疫病预防控制机构，更新改造升级病原学监测实验室，提升病原学监测能力，及时准确掌握相关病种的流行态势和病原分布状况，提升监测调查和预警分析能力。

5. 边境动物疫情监测站建设：为加强边境动物及陆生野生动物的疫病监测预警和风险防范能力，在外来病传入高风险区的内陆边境县建设边境动物疫情监测站，承担边境地区优先防治病种以及重点防范外来病的监测、流行病学调查、巡查监视和信息直报任务。

6. 动物防疫指定通道建设：对经省级人民政府批准设立的动物防疫指定通道相关设施设备进行更新或改造，配备监督执法和信息化装备设施，提升查证验物能力，堵截染疫动物，控制流通环节动物疫病传播扩散风险。

7. 牧区动物防疫专用设施建设：在牧区县和半牧区县建设牧区动物防疫专用设施，解决牧区防疫工作中由于放牧大动物数量多导致的家畜不易保定、免疫监测工作难开展等问题，确保免疫、监测、诊断等防控工作有效开展，提高动物防疫工作质量和效果。

（六）完善服务体系

着力培育多元兽医社会化服务组织，完善以执业兽医、乡村兽医为主体，其他兽医从业人员和社会力量为补充的兽医社会化服务体系。鼓励社会化服务体系为生产经营主体提供疫病检测、诊断和治疗等防治服务。积极推进将强制免疫、采样监测、协助检疫等兽医公益服务事项交由社会化服务体系承担。建立完善兽医社会化服务相关制度和标准，强化监督管理，加快构建政府主导的公益性兽医社会化服务与市场主导的经营性兽医社会化服务深度融合的长效机制。

（七）夯实基层基础

加强基层动物防疫体系建设，开展基层动物防疫体系运行效能评估，重点强化市县级动物疫病预防控制机构和动物卫生监督机构，明确机构设置和职能定位，充实畜间人兽共患病防控力量，足额配齐配强乡镇专业人员，实行定责定岗定人，完善工作机制，提升专业能力。各级农业农村部门要加强统筹协调和工作调度，指导动物疫病预防控制机构、动物卫生监督机构、农业综合行政执法机构加强协调配合，共同做好畜间人兽共患病防治工作。协调建立分级投入、分级管理机制，推动地方财政加大兽医实验室投入，加强对不同生物安全级别的实验室的建设和管理。

五、组织保障

（一）强化责任落实

省级农业农村部门要报请省级人民政府，成立畜间人兽共患病防治工作领导小组，加强组织协调和统筹调度，分解目标任务，明确各方责任。结合本地畜间人兽共患病流行情况和经济社会发展状况，制定实施本行政区域的畜间人兽共患病防治规划。全面落实政府属地管理责任、部门监管责任和生产经营者主体责任，确保畜间人兽共患病防治规划各项目标任务和措施落到实处。

（二）强化条件保障

省级农业农村部门要统筹使用中央财政动物防疫补助等经费项目，协调加大省级财政支持力度，全面推进免疫、监测、流调、扑杀、净化、评估、检疫监督、无害化处理、应急处置、人员防护等畜间人兽共患病防治工作。县级以上地方人民政府要采取措施稳定畜间人兽共患病防控队伍，将畜间人兽共患病防治经费纳入本级财政预算，保障公益性事业经费支出，落实畜牧兽医医疗卫生津贴等相关待遇，确保畜间人兽共患病防治责有人负、活有人干、事有人管。

（三）强化机制创新

理顺畜间人兽共患病防治工作机制，健全行政管理、技术支持和监督执法体系，明确各类工作机构职能定位，加强协调配合，增强防治合力。完善农业农村、卫生健康、海关、林草等部门参与的畜间人兽共患病防治协作机制，建立情况通报、联合会商、分析研判、风险评估等工作制度，加强信息沟通和措施联动。探索利用大数据信息、人工智能技术确定重点人群和对象，精准推送畜间人兽共患病防治信息，及时发布疫病监测情况和风险提示，增强相关从业者和社会公众的防疫意识和能力。

（四）强化督促指导

省级农业农村部门要会同有关部门，依据本规划制定畜间人兽共患病防治任务清单和监测指标，组织开展督促指导和跟踪评价。对在动物防疫工作、相关科学研究、动物疫情扑灭中做出贡献的单位和个人，各级人民政府和有关部门按照国家有关规定给予表彰、奖励。要将职务职级晋升和职称评定、表彰奖励向业绩突出、考核优秀的基层动物防疫人员倾斜。农业农村部将组织对规划实施情况开展阶段性评估指导，结合春防秋防检查，定期调度和通报有关情况，并将结果与动物防疫补助等经费项目费分配挂钩。

附录二

《中华人民共和国动物防疫法》

（2021修订版）

（1997年7月3日第八届全国人民代表大会常务委员会第二十六次会议通过　2007年8月30日第十届全国人民代表大会常务委员会第二十九次会议第一次修订　根据2013年6月29日第十二届全国人民代表大会常务委员会第三次会议《关于修改〈中华人民共和国文物保护法〉等十二部法律的决定》第一次修正　根据2015年4月24日第十二届全国人民代表大会常务委员会第十四次会议《关于修改〈中华人民共和国电力法〉等六部法律的决定》第二次修正　2021年1月22日第十三届全国人民代表大会常务委员会第二十五次会议第二次修订）

目　录

第一章　总则

第一条　为了加强对动物防疫活动的管理，预防、控制、净化、消灭动物疫病，促进养殖业发展，防控人畜共患传染病，保障公共卫生安全和人体健康，制定本法。

第二条　本法适用于在中华人民共和国领域内的动物防疫及其监督管理活动。

进出境动物、动物产品的检疫，适用《中华人民共和国进出境动植物检疫法》。

第三条　本法所称动物，是指家畜家禽和人工饲养、捕获的其他动物。

本法所称动物产品，是指动物的肉、生皮、原毛、绒、脏器、脂、血液、精液、卵、胚胎、骨、蹄、头、角、筋以及可能传播动物疫病的奶、蛋等。

本法所称动物疫病，是指动物传染病，包括寄生虫病。

本法所称动物防疫，是指动物疫病的预防、控制、诊疗、净化、消灭和动物、动物产品的检疫，以及病死动物、病害动物产品的无害化处理。

第四条　根据动物疫病对养殖业生产和人体健康的危害程度，本法规定的动物疫病分为下列三类：

（一）一类疫病，是指口蹄疫、非洲猪瘟、高致病性禽流感等对人、动物构成特别严重危害，可能造成重大经济损失和社会影响，需要采取紧急、严厉的强制预防、控制等措施的；

（二）二类疫病，是指狂犬病、布鲁氏菌病、草鱼出血病等对人、动物构成严重危害，可能造成较大经济损失和社会影响，需要采取严格预防、控制等措施的；

（三）三类疫病，是指大肠杆菌病、禽结核病、鳖腮腺炎病等常见多发，对人、动物构成危害，可能造成一定程度的经济损失和社会影响，需要及时预防、控制的。

前款一、二、三类动物疫病具体病种名录由国务院农业农村主管部门制定并公布。国务院农业农村主管部门应当根据动物疫病发生、流行情况和危害程度，及时增加、减少或者调整一、二、三类动物疫病具体病种并予以公布。

人畜共患传染病名录由国务院农业农村主管部门会同国务院卫生健康、野生动物保护等主管部门制定并公布。

第五条　动物防疫实行预防为主，预防与控制、净化、消灭相结合的方针。

第六条　国家鼓励社会力量参与动物防疫工作。各级人民政府采取措施，支持单位和个人参与动物防疫的宣传教育、疫情报告、志愿服务和捐赠等活动。

第七条　从事动物饲养、屠宰、经营、隔离、运输以及动物产品生产、经营、加工、贮藏等活动的单位和个人，依照本法和国务院农业农村主管部门的规定，做好免疫、消毒、检测、隔离、净化、消灭、无害化处理等动物防疫工作，承担动物防疫相关责任。

第八条　县级以上人民政府对动物防疫工作实行统一领导，采取有效措施稳定基层机构队伍，加强动物防疫队伍建设，建立健全动物防疫体系，制定并组织实施动物疫病防治规划。

乡级人民政府、街道办事处组织群众做好本辖区的动物疫病预防与控制工作，村民委员会、居民委员会予以协助。

第九条　国务院农业农村主管部门主管全国的动物防疫工作。

县级以上地方人民政府农业农村主管部门主管本行政区域的动物防疫工作。

县级以上人民政府其他有关部门在各自职责范围内做好动物防疫工作。

军队动物卫生监督职能部门负责军队现役动物和饲养自用动物的防疫工作。

第十条　县级以上人民政府卫生健康主管部门和本级人民政府农业农村、野生动物保护等主管部门应当建立人畜共患传染病防治的协作机制。

国务院农业农村主管部门和海关总署等部门应当建立防止境外动物疫病输

入的协作机制。

第十一条 县级以上地方人民政府的动物卫生监督机构依照本法规定，负责动物、动物产品的检疫工作。

第十二条 县级以上人民政府按照国务院的规定，根据统筹规划、合理布局、综合设置的原则建立动物疫病预防控制机构。

动物疫病预防控制机构承担动物疫病的监测、检测、诊断、流行病学调查、疫情报告以及其他预防、控制等技术工作；承担动物疫病净化、消灭的技术工作。

第十三条 国家鼓励和支持开展动物疫病的科学研究以及国际合作与交流，推广先进适用的科学研究成果，提高动物疫病防治的科学技术水平。

各级人民政府和有关部门、新闻媒体，应当加强对动物防疫法律法规和动物防疫知识的宣传。

第十四条 对在动物防疫工作、相关科学研究、动物疫情扑灭中做出贡献的单位和个人，各级人民政府和有关部门按照国家有关规定给予表彰、奖励。

有关单位应当依法为动物防疫人员缴纳工伤保险费。对因参与动物防疫工作致病、致残、死亡的人员，按照国家有关规定给予补助或者抚恤。

第二章　动物疫病的预防

第十五条 国家建立动物疫病风险评估制度。

国务院农业农村主管部门根据国内外动物疫情以及保护养殖业生产和人体健康的需要，及时会同国务院卫生健康等有关部门对动物疫病进行风险评估，并制定、公布动物疫病预防、控制、净化、消灭措施和技术规范。

省、自治区、直辖市人民政府农业农村主管部门会同本级人民政府卫生健康等有关部门开展本行政区域的动物疫病风险评估，并落实动物疫病预防、控制、净化、消灭措施。

第十六条 国家对严重危害养殖业生产和人体健康的动物疫病实施强制免疫。

国务院农业农村主管部门确定强制免疫的动物疫病病种和区域。

省、自治区、直辖市人民政府农业农村主管部门制定本行政区域的强制免疫计划；根据本行政区域动物疫病流行情况增加实施强制免疫的动物疫病病种和区域，报本级人民政府批准后执行，并报国务院农业农村主管部门备案。

第十七条　饲养动物的单位和个人应当履行动物疫病强制免疫义务，按照强制免疫计划和技术规范，对动物实施免疫接种，并按照国家有关规定建立免疫档案、加施畜禽标识，保证可追溯。

实施强制免疫接种的动物未达到免疫质量要求，实施补充免疫接种后仍不符合免疫质量要求的，有关单位和个人应当按照国家有关规定处理。

用于预防接种的疫苗应当符合国家质量标准。

第十八条　县级以上地方人民政府农业农村主管部门负责组织实施动物疫病强制免疫计划，并对饲养动物的单位和个人履行强制免疫义务的情况进行监督检查。

乡级人民政府、街道办事处组织本辖区饲养动物的单位和个人做好强制免疫，协助做好监督检查；村民委员会、居民委员会协助做好相关工作。

县级以上地方人民政府农业农村主管部门应当定期对本行政区域的强制免疫计划实施情况和效果进行评估，并向社会公布评估结果。

第十九条　国家实行动物疫病监测和疫情预警制度。

县级以上人民政府建立健全动物疫病监测网络，加强动物疫病监测。

国务院农业农村主管部门会同国务院有关部门制定国家动物疫病监测计划。省、自治区、直辖市人民政府农业农村主管部门根据国家动物疫病监测计划，制定本行政区域的动物疫病监测计划。

动物疫病预防控制机构按照国务院农业农村主管部门的规定和动物疫病监测计划，对动物疫病的发生、流行等情况进行监测；从事动物饲养、屠宰、经营、隔离、运输以及动物产品生产、经营、加工、贮藏、无害化处理等活动的单位和个人不得拒绝或者阻碍。

国务院农业农村主管部门和省、自治区、直辖市人民政府农业农村主管部门根据对动物疫病发生、流行趋势的预测，及时发出动物疫情预警。地方各级人民政府接到动物疫情预警后，应当及时采取预防、控制措施。

第二十条　陆路边境省、自治区人民政府根据动物疫病防控需要，合理设置动物疫病监测站点，健全监测工作机制，防范境外动物疫病传入。

科技、海关等部门按照本法和有关法律法规的规定做好动物疫病监测预警工作，并定期与农业农村主管部门互通情况，紧急情况及时通报。

县级以上人民政府应当完善野生动物疫源疫病监测体系和工作机制，根据需要合理布局监测站点；野生动物保护、农业农村主管部门按照职责分工做好野生动物疫源疫病监测等工作，并定期互通情况，紧急情况及时通报。

第二十一条　国家支持地方建立无规定动物疫病区，鼓励动物饲养场建设无规定动物疫病生物安全隔离区。对符合国务院农业农村主管部门规定标准的无规定动物疫病区和无规定动物疫病生物安全隔离区，国务院农业农村主管部门验收合格予以公布，并对其维持情况进行监督检查。

省、自治区、直辖市人民政府制定并组织实施本行政区域的无规定动物疫病区建设方案。国务院农业农村主管部门指导跨省、自治区、直辖市无规定动物疫病区建设。

国务院农业农村主管部门根据行政区划、养殖屠宰产业布局、风险评估情况等对动物疫病实施分区防控，可以采取禁止或者限制特定动物、动物产品跨区域调运等措施。

第二十二条　国务院农业农村主管部门制定并组织实施动物疫病净化、消灭规划。

县级以上地方人民政府根据动物疫病净化、消灭规划，制定并组织实施本行政区域的动物疫病净化、消灭计划。

动物疫病预防控制机构按照动物疫病净化、消灭规划、计划，开展动物疫病净化技术指导、培训，对动物疫病净化效果进行监测、评估。

国家推进动物疫病净化，鼓励和支持饲养动物的单位和个人开展动物疫病净化。饲养动物的单位和个人达到国务院农业农村主管部门规定的净化标准的，由省级以上人民政府农业农村主管部门予以公布。

第二十三条　种用、乳用动物应当符合国务院农业农村主管部门规定的健康标准。

饲养种用、乳用动物的单位和个人，应当按照国务院农业农村主管部门的要求，定期开展动物疫病检测；检测不合格的，应当按照国家有关规定处理。

第二十四条　动物饲养场和隔离场所、动物屠宰加工场所以及动物和动物产品无害化处理场所，应当符合下列动物防疫条件：

（一）场所的位置与居民生活区、生活饮用水水源地、学校、医院等公共场所的距离符合国务院农业农村主管部门的规定；

（二）生产经营区域封闭隔离，工程设计和有关流程符合动物防疫要求；

（三）有与其规模相适应的污水、污物处理设施，病死动物、病害动物产品无害化处理设施设备或者冷藏冷冻设施设备，以及清洗消毒设施设备；

（四）有与其规模相适应的执业兽医或者动物防疫技术人员；

（五）有完善的隔离消毒、购销台账、日常巡查等动物防疫制度；

（六）具备国务院农业农村主管部门规定的其他动物防疫条件。

动物和动物产品无害化处理场所除应当符合前款规定的条件外，还应当具有病原检测设备、检测能力和符合动物防疫要求的专用运输车辆。

第二十五条　国家实行动物防疫条件审查制度。

开办动物饲养场和隔离场所、动物屠宰加工场所以及动物和动物产品无害化处理场所，应当向县级以上地方人民政府农业农村主管部门提出申请，并附具相关材料。受理申请的农业农村主管部门应当依照本法和《中华人民共和国行政许可法》的规定进行审查。经审查合格的，发给动物防疫条件合格证；不合格的，应当通知申请人并说明理由。

动物防疫条件合格证应当载明申请人的名称（姓名）、场（厂）址、动物（动物产品）种类等事项。

第二十六条　经营动物、动物产品的集贸市场应当具备国务院农业农村主管部门规定的动物防疫条件，并接受农业农村主管部门的监督检查。具体办法由国务院农业农村主管部门制定。

县级以上地方人民政府应当根据本地情况，决定在城市特定区域禁止家畜家禽活体交易。

第二十七条　动物、动物产品的运载工具、垫料、包装物、容器等应当符合国务院农业农村主管部门规定的动物防疫要求。

染疫动物及其排泄物、染疫动物产品，运载工具中的动物排泄物以及垫料、包装物、容器等被污染的物品，应当按照国家有关规定处理，不得随意处置。

第二十八条　采集、保存、运输动物病料或者病原微生物以及从事病原微生物研究、教学、检测、诊断等活动，应当遵守国家有关病原微生物实验室管理的规定。

第二十九条　禁止屠宰、经营、运输下列动物和生产、经营、加工、贮藏、运输下列动物产品：

（一）封锁疫区内与所发生动物疫病有关的；

（二）疫区内易感染的；

（三）依法应当检疫而未经检疫或者检疫不合格的；

（四）染疫或者疑似染疫的；

（五）病死或者死因不明的；

（六）其他不符合国务院农业农村主管部门有关动物防疫规定的。

因实施集中无害化处理需要暂存、运输动物和动物产品并按照规定采取防疫措施的，不适用前款规定。

第三十条　单位和个人饲养犬只，应当按照规定定期免疫接种狂犬病疫苗，凭动物诊疗机构出具的免疫证明向所在地养犬登记机关申请登记。

携带犬只出户的，应当按照规定佩戴犬牌并采取系犬绳等措施，防止犬只伤人、疫病传播。

街道办事处、乡级人民政府组织协调居民委员会、村民委员会，做好本辖区流浪犬、猫的控制和处置，防止疫病传播。

县级人民政府和乡级人民政府、街道办事处应当结合本地实际，做好农村地区饲养犬只的防疫管理工作。

饲养犬只防疫管理的具体办法，由省、自治区、直辖市制定。

第三章　动物疫情的报告、通报和公布

第三十一条　从事动物疫病监测、检测、检验检疫、研究、诊疗以及动物饲养、屠宰、经营、隔离、运输等活动的单位和个人，发现动物染疫或者疑似染疫的，应当立即向所在地农业农村主管部门或者动物疫病预防控制机构报告，并迅速采取隔离等控制措施，防止动物疫情扩散。其他单位和个人发现动物染疫或者疑似染疫的，应当及时报告。

接到动物疫情报告的单位，应当及时采取临时隔离控制等必要措施，防止延误防控时机，并及时按照国家规定的程序上报。

第三十二条　动物疫情由县级以上人民政府农业农村主管部门认定；其中重大动物疫情由省、自治区、直辖市人民政府农业农村主管部门认定，必要时报国务院农业农村主管部门认定。

本法所称重大动物疫情，是指一、二、三类动物疫病突然发生，迅速传播，给养殖业生产安全造成严重威胁、危害，以及可能对公众身体健康与生命安全造成危害的情形。

在重大动物疫情报告期间，必要时，所在地县级以上地方人民政府可以作出封锁决定并采取扑杀、销毁等措施。

第三十三条　国家实行动物疫情通报制度。

国务院农业农村主管部门应当及时向国务院卫生健康等有关部门和军队有关部门以及省、自治区、直辖市人民政府农业农村主管部门通报重大动物疫情的发生和处置情况。

海关发现进出境动物和动物产品染疫或者疑似染疫的，应当及时处置并向农业农村主管部门通报。

县级以上地方人民政府野生动物保护主管部门发现野生动物染疫或者疑似

染疫的，应当及时处置并向本级人民政府农业农村主管部门通报。

国务院农业农村主管部门应当依照我国缔结或者参加的条约、协定，及时向有关国际组织或者贸易方通报重大动物疫情的发生和处置情况。

第三十四条 发生人畜共患传染病疫情时，县级以上人民政府农业农村主管部门与本级人民政府卫生健康、野生动物保护等主管部门应当及时相互通报。

发生人畜共患传染病时，卫生健康主管部门应当对疫区易感染的人群进行监测，并应当依照《中华人民共和国传染病防治法》的规定及时公布疫情，采取相应的预防、控制措施。

第三十五条 患有人畜共患传染病的人员不得直接从事动物疫病监测、检测、检验检疫、诊疗以及易感染动物的饲养、屠宰、经营、隔离、运输等活动。

第三十六条 国务院农业农村主管部门向社会及时公布全国动物疫情，也可以根据需要授权省、自治区、直辖市人民政府农业农村主管部门公布本行政区域的动物疫情。其他单位和个人不得发布动物疫情。

第三十七条 任何单位和个人不得瞒报、谎报、迟报、漏报动物疫情，不得授意他人瞒报、谎报、迟报动物疫情，不得阻碍他人报告动物疫情。

第四章 动物疫病的控制

第三十八条 发生一类动物疫病时，应当采取下列控制措施：

（一）所在地县级以上地方人民政府农业农村主管部门应当立即派人到现场，划定疫点、疫区、受威胁区，调查疫源，及时报请本级人民政府对疫区实行封锁。疫区范围涉及两个以上行政区域的，由有关行政区域共同的上一级人民政府对疫区实行封锁，或者由各有关行政区域的上一级人民政府共同对疫区实行封锁。必要时，上级人民政府可以责成下级人民政府对疫区实行封锁；

（二）县级以上地方人民政府应当立即组织有关部门和单位采取封锁、隔离、扑杀、销毁、消毒、无害化处理、紧急免疫接种等强制性措施；

（三）在封锁期间，禁止染疫、疑似染疫和易感染的动物、动物产品流出疫区，禁止非疫区的易感染动物进入疫区，并根据需要对出入疫区的人员、运输工具及有关物品采取消毒和其他限制性措施。

第三十九条 发生二类动物疫病时，应当采取下列控制措施：

（一）所在地县级以上地方人民政府农业农村主管部门应当划定疫点、疫区、受威胁区；

（二）县级以上地方人民政府根据需要组织有关部门和单位采取隔离、扑杀、销毁、消毒、无害化处理、紧急免疫接种、限制易感染的动物和动物产品及有关物品出入等措施。

第四十条 疫点、疫区、受威胁区的撤销和疫区封锁的解除，按照国务院农业农村主管部门规定的标准和程序评估后，由原决定机关决定并宣布。

第四十一条 发生三类动物疫病时，所在地县级、乡级人民政府应当按照国务院农业农村主管部门的规定组织防治。

第四十二条 二、三类动物疫病呈暴发性流行时，按照一类动物疫病处理。

第四十三条 疫区内有关单位和个人，应当遵守县级以上人民政府及其农业农村主管部门依法作出的有关控制动物疫病的规定。

任何单位和个人不得藏匿、转移、盗掘已被依法隔离、封存、处理的动物和动物产品。

第四十四条 发生动物疫情时，航空、铁路、道路、水路运输企业应当优先组织运送防疫人员和物资。

第四十五条 国务院农业农村主管部门根据动物疫病的性质、特点和可能造成的社会危害，制定国家重大动物疫情应急预案报国务院批准，并按照不同动物疫病病种、流行特点和危害程度，分别制订实施方案。

县级以上地方人民政府根据上级重大动物疫情应急预案和本地区的实际情况，制定本行政区域的重大动物疫情应急预案，报上一级人民政府农业农村主管部门备案，并抄送上一级人民政府应急管理部门。县级以上地方人民政府农业农村主管部门按照不同动物疫病病种、流行特点和危害程度，分别制订实施方案。

重大动物疫情应急预案和实施方案根据疫情状况及时调整。

第四十六条　发生重大动物疫情时，国务院农业农村主管部门负责划定动物疫病风险区，禁止或者限制特定动物、动物产品由高风险区向低风险区调运。

第四十七条　发生重大动物疫情时，依照法律和国务院的规定以及应急预案采取应急处置措施。

第五章　动物和动物产品的检疫

第四十八条　动物卫生监督机构依照本法和国务院农业农村主管部门的规定对动物、动物产品实施检疫。

动物卫生监督机构的官方兽医具体实施动物、动物产品检疫。

第四十九条　屠宰、出售或者运输动物以及出售或者运输动物产品前，货主应当按照国务院农业农村主管部门的规定向所在地动物卫生监督机构申报检疫。

动物卫生监督机构接到检疫申报后，应当及时指派官方兽医对动物、动物产品实施检疫；检疫合格的，出具检疫证明、加施检疫标志。实施检疫的官方兽医应当在检疫证明、检疫标志上签字或者盖章，并对检疫结论负责。

动物饲养场、屠宰企业的执业兽医或者动物防疫技术人员，应当协助官方兽医实施检疫。

第五十条　因科研、药用、展示等特殊情形需要非食用性利用的野生动物，应当按照国家有关规定报动物卫生监督机构检疫，检疫合格的，方可利用。

人工捕获的野生动物，应当按照国家有关规定报捕获地动物卫生监督机构检疫，检疫合格的，方可饲养、经营和运输。

国务院农业农村主管部门会同国务院野生动物保护主管部门制定野生动物检疫办法。

第五十一条　屠宰、经营、运输的动物，以及用于科研、展示、演出和比赛等非食用性利用的动物，应当附有检疫证明；经营和运输的动物产品，应当附有检疫证明、检疫标志。

第五十二条　经航空、铁路、道路、水路运输动物和动物产品的，托运人托运时应当提供检疫证明；没有检疫证明的，承运人不得承运。

进出口动物和动物产品，承运人凭进口报关单证或者海关签发的检疫单证运递。

从事动物运输的单位、个人以及车辆，应当向所在地县级人民政府农业农村主管部门备案，妥善保存行程路线和托运人提供的动物名称、检疫证明编号、数量等信息。具体办法由国务院农业农村主管部门制定。

运载工具在装载前和卸载后应当及时清洗、消毒。

第五十三条　省、自治区、直辖市人民政府确定并公布道路运输的动物进入本行政区域的指定通道，设置引导标志。跨省、自治区、直辖市通过道路运输动物的，应当经省、自治区、直辖市人民政府设立的指定通道入省境或者过省境。

第五十四条　输入到无规定动物疫病区的动物、动物产品，货主应当按照国务院农业农村主管部门的规定向无规定动物疫病区所在地动物卫生监督机构申报检疫，经检疫合格的，方可进入。

第五十五条　跨省、自治区、直辖市引进的种用、乳用动物到达输入地后，货主应当按照国务院农业农村主管部门的规定对引进的种用、乳用动物进行隔离观察。

第五十六条　经检疫不合格的动物、动物产品，货主应当在农业农村主管部门的监督下按照国家有关规定处理，处理费用由货主承担。

第六章　病死动物和病害动物产品的无害化处理

第五十七条　从事动物饲养、屠宰、经营、隔离以及动物产品生产、经营、加工、贮藏等活动的单位和个人，应当按照国家有关规定做好病死动物、病害动物产品的无害化处理，或者委托动物和动物产品无害化处理场所处理。

从事动物、动物产品运输的单位和个人，应当配合做好病死动物和病害动物产品的无害化处理，不得在途中擅自弃置和处理有关动物和动物产品。

任何单位和个人不得买卖、加工、随意弃置病死动物和病害动物产品。

动物和动物产品无害化处理管理办法由国务院农业农村、野生动物保护主管部门按照职责制定。

第五十八条 在江河、湖泊、水库等水域发现的死亡畜禽，由所在地县级人民政府组织收集、处理并溯源。

在城市公共场所和乡村发现的死亡畜禽，由所在地街道办事处、乡级人民政府组织收集、处理并溯源。

在野外环境发现的死亡野生动物，由所在地野生动物保护主管部门收集、处理。

第五十九条 省、自治区、直辖市人民政府制定动物和动物产品集中无害化处理场所建设规划，建立政府主导、市场运作的无害化处理机制。

第六十条 各级财政对病死动物无害化处理提供补助。具体补助标准和办法由县级以上人民政府财政部门会同本级人民政府农业农村、野生动物保护等有关部门制定。

第七章 动物诊疗

第六十一条 从事动物诊疗活动的机构，应当具备下列条件：

（一）有与动物诊疗活动相适应并符合动物防疫条件的场所；

（二）有与动物诊疗活动相适应的执业兽医；

（三）有与动物诊疗活动相适应的兽医器械和设备；

（四）有完善的管理制度。

动物诊疗机构包括动物医院、动物诊所以及其他提供动物诊疗服务的机构。

第六十二条 从事动物诊疗活动的机构，应当向县级以上地方人民政府农业农村主管部门申请动物诊疗许可证。受理申请的农业农村主管部门应当依照本法和《中华人民共和国行政许可法》的规定进行审查。经审查合格的，发给动物诊疗许可证；不合格的，应当通知申请人并说明理由。

第六十三条　动物诊疗许可证应当载明诊疗机构名称、诊疗活动范围、从业地点和法定代表人（负责人）等事项。

动物诊疗许可证载明事项变更的，应当申请变更或者换发动物诊疗许可证。

第六十四条　动物诊疗机构应当按照国务院农业农村主管部门的规定，做好诊疗活动中的卫生安全防护、消毒、隔离和诊疗废弃物处置等工作。

第六十五条　从事动物诊疗活动，应当遵守有关动物诊疗的操作技术规范，使用符合规定的兽药和兽医器械。

兽药和兽医器械的管理办法由国务院规定。

第八章　兽医管理

第六十六条　国家实行官方兽医任命制度。

官方兽医应当具备国务院农业农村主管部门规定的条件，由省、自治区、直辖市人民政府农业农村主管部门按照程序确认，由所在地县级以上人民政府农业农村主管部门任命。具体办法由国务院农业农村主管部门制定。

海关的官方兽医应当具备规定的条件，由海关总署任命。具体办法由海关总署会同国务院农业农村主管部门制定。

第六十七条　官方兽医依法履行动物、动物产品检疫职责，任何单位和个人不得拒绝或者阻碍。

第六十八条　县级以上人民政府农业农村主管部门制定官方兽医培训计划，提供培训条件，定期对官方兽医进行培训和考核。

第六十九条　国家实行执业兽医资格考试制度。具有兽医相关专业大学专科以上学历的人员或者符合条件的乡村兽医，通过执业兽医资格考试的，由省、自治区、直辖市人民政府农业农村主管部门颁发执业兽医资格证书；从事动物诊疗等经营活动的，还应当向所在地县级人民政府农业农村主管部门备案。

执业兽医资格考试办法由国务院农业农村主管部门商国务院人力资源主管

部门制定。

第七十条 执业兽医开具兽医处方应当亲自诊断，并对诊断结论负责。

国家鼓励执业兽医接受继续教育。执业兽医所在机构应当支持执业兽医参加继续教育。

第七十一条 乡村兽医可以在乡村从事动物诊疗活动。具体管理办法由国务院农业农村主管部门制定。

第七十二条 执业兽医、乡村兽医应当按照所在地人民政府和农业农村主管部门的要求，参加动物疫病预防、控制和动物疫情扑灭等活动。

第七十三条 兽医行业协会提供兽医信息、技术、培训等服务，维护成员合法权益，按照章程建立健全行业规范和奖惩机制，加强行业自律，推动行业诚信建设，宣传动物防疫和兽医知识。

第九章 监督管理

第七十四条 县级以上地方人民政府农业农村主管部门依照本法规定，对动物饲养、屠宰、经营、隔离、运输以及动物产品生产、经营、加工、贮藏、运输等活动中的动物防疫实施监督管理。

第七十五条 为控制动物疫病，县级人民政府农业农村主管部门应当派人在所在地依法设立的现有检查站执行监督检查任务；必要时，经省、自治区、直辖市人民政府批准，可以设立临时性的动物防疫检查站，执行监督检查任务。

第七十六条 县级以上地方人民政府农业农村主管部门执行监督检查任务，可以采取下列措施，有关单位和个人不得拒绝或者阻碍：

（一）对动物、动物产品按照规定采样、留验、抽检；

（二）对染疫或者疑似染疫的动物、动物产品及相关物品进行隔离、查封、扣押和处理；

（三）对依法应当检疫而未经检疫的动物和动物产品，具备补检条件的实施补检，不具备补检条件的予以收缴销毁；

（四）查验检疫证明、检疫标志和畜禽标识；

（五）进入有关场所调查取证，查阅、复制与动物防疫有关的资料。

县级以上地方人民政府农业农村主管部门根据动物疫病预防、控制需要，经所在地县级以上地方人民政府批准，可以在车站、港口、机场等相关场所派驻官方兽医或者工作人员。

第七十七条　执法人员执行动物防疫监督检查任务，应当出示行政执法证件，佩戴统一标志。

县级以上人民政府农业农村主管部门及其工作人员不得从事与动物防疫有关的经营性活动，进行监督检查不得收取任何费用。

第七十八条　禁止转让、伪造或者变造检疫证明、检疫标志或者畜禽标识。

禁止持有、使用伪造或者变造的检疫证明、检疫标志或者畜禽标识。

检疫证明、检疫标志的管理办法由国务院农业农村主管部门制定。

第十章　保障措施

第七十九条　县级以上人民政府应当将动物防疫工作纳入本级国民经济和社会发展规划及年度计划。

第八十条　国家鼓励和支持动物防疫领域新技术、新设备、新产品等科学技术研究开发。

第八十一条　县级人民政府应当为动物卫生监督机构配备与动物、动物产品检疫工作相适应的官方兽医，保障检疫工作条件。

县级人民政府农业农村主管部门可以根据动物防疫工作需要，向乡、镇或者特定区域派驻兽医机构或者工作人员。

第八十二条　国家鼓励和支持执业兽医、乡村兽医和动物诊疗机构开展动物防疫和疫病诊疗活动；鼓励养殖企业、兽药及饲料生产企业组建动物防疫服务团队，提供防疫服务。地方人民政府组织村级防疫员参加动物疫病防治工作的，应当保障村级防疫员合理劳务报酬。

第八十三条　县级以上人民政府按照本级政府职责，将动物疫病的监测、预防、控制、净化、消灭，动物、动物产品的检疫和病死动物的无害化处理，以及监督管理所需经费纳入本级预算。

第八十四条　县级以上人民政府应当储备动物疫情应急处置所需的防疫物资。

第八十五条　对在动物疫病预防、控制、净化、消灭过程中强制扑杀的动物、销毁的动物产品和相关物品，县级以上人民政府给予补偿。具体补偿标准和办法由国务院财政部门会同有关部门制定。

第八十六条　对从事动物疫病预防、检疫、监督检查、现场处理疫情以及在工作中接触动物疫病病原体的人员，有关单位按照国家规定，采取有效的卫生防护、医疗保健措施，给予畜牧兽医医疗卫生津贴等相关待遇。

第十一章　法律责任

第八十七条　地方各级人民政府及其工作人员未依照本法规定履行职责的，对直接负责的主管人员和其他直接责任人员依法给予处分。

第八十八条　县级以上人民政府农业农村主管部门及其工作人员违反本法规定，有下列行为之一的，由本级人民政府责令改正，通报批评；对直接负责的主管人员和其他直接责任人员依法给予处分：

（一）未及时采取预防、控制、扑灭等措施的；

（二）对不符合条件的颁发动物防疫条件合格证、动物诊疗许可证，或者对符合条件的拒不颁发动物防疫条件合格证、动物诊疗许可证的；

（三）从事与动物防疫有关的经营性活动，或者违法收取费用的；

（四）其他未依照本法规定履行职责的行为。

第八十九条　动物卫生监督机构及其工作人员违反本法规定，有下列行为之一的，由本级人民政府或者农业农村主管部门责令改正，通报批评；对直接负责的主管人员和其他直接责任人员依法给予处分：

（一）对未经检疫或者检疫不合格的动物、动物产品出具检疫证明、加施检疫标志，或者对检疫合格的动物、动物产品拒不出具检疫证明、加施检疫标志的；

（二）对附有检疫证明、检疫标志的动物、动物产品重复检疫的；

（三）从事与动物防疫有关的经营性活动，或者违法收取费用的；

（四）其他未依照本法规定履行职责的行为。

第九十条　动物疫病预防控制机构及其工作人员违反本法规定，有下列行为之一的，由本级人民政府或者农业农村主管部门责令改正，通报批评；对直接负责的主管人员和其他直接责任人员依法给予处分：

（一）未履行动物疫病监测、检测、评估职责或者伪造监测、检测、评估结果的；

（二）发生动物疫情时未及时进行诊断、调查的；

（三）接到染疫或者疑似染疫报告后，未及时按照国家规定采取措施、上报的；

（四）其他未依照本法规定履行职责的行为。

第九十一条　地方各级人民政府、有关部门及其工作人员瞒报、谎报、迟报、漏报或者授意他人瞒报、谎报、迟报动物疫情，或者阻碍他人报告动物疫情的，由上级人民政府或者有关部门责令改正，通报批评；对直接负责的主管人员和其他直接责任人员依法给予处分。

第九十二条　违反本法规定，有下列行为之一的，由县级以上地方人民政府农业农村主管部门责令限期改正，可以处一千元以下罚款；逾期不改正的，处一千元以上五千元以下罚款，由县级以上地方人民政府农业农村主管部门委托动物诊疗机构、无害化处理场所等代为处理，所需费用由违法行为人承担：

（一）对饲养的动物未按照动物疫病强制免疫计划或者免疫技术规范实施免疫接种的；

（二）对饲养的种用、乳用动物未按照国务院农业农村主管部门的要求定期开展疫病检测，或者经检测不合格而未按照规定处理的；

（三）对饲养的犬只未按照规定定期进行狂犬病免疫接种的；

（四）动物、动物产品的运载工具在装载前和卸载后未按照规定及时清洗、消毒的。

第九十三条　违反本法规定，对经强制免疫的动物未按照规定建立免疫档案，或者未按照规定加施畜禽标识的，依照《中华人民共和国畜牧法》的有关规定处罚。

第九十四条　违反本法规定，动物、动物产品的运载工具、垫料、包装物、容器等不符合国务院农业农村主管部门规定的动物防疫要求的，由县级以上地方人民政府农业农村主管部门责令改正，可以处五千元以下罚款；情节严重的，处五千元以上五万元以下罚款。

第九十五条　违反本法规定，对染疫动物及其排泄物、染疫动物产品或者被染疫动物、动物产品污染的运载工具、垫料、包装物、容器等未按照规定处置的，由县级以上地方人民政府农业农村主管部门责令限期处理；逾期不处理的，由县级以上地方人民政府农业农村主管部门委托有关单位代为处理，所需费用由违法行为人承担，处五千元以上五万元以下罚款。

造成环境污染或者生态破坏的，依照环境保护有关法律法规进行处罚。

第九十六条　违反本法规定，患有人畜共患传染病的人员，直接从事动物疫病监测、检测、检验检疫，动物诊疗以及易感染动物的饲养、屠宰、经营、隔离、运输等活动的，由县级以上地方人民政府农业农村或者野生动物保护主管部门责令改正；拒不改正的，处一千元以上一万元以下罚款；情节严重的，处一万元以上五万元以下罚款。

第九十七条　违反本法第二十九条规定，屠宰、经营、运输动物或者生产、经营、加工、贮藏、运输动物产品的，由县级以上地方人民政府农业农村主管部门责令改正、采取补救措施，没收违法所得、动物和动物产品，并处同类检疫合格动物、动物产品货值金额十五倍以上三十倍以下罚款；同类检疫合格动物、动物产品货值金额不足一万元的，并处五万元以上十五万元以下罚款；其中依法应当检疫而未检疫的，依照本法第一百条的规定处罚。

前款规定的违法行为人及其法定代表人（负责人）、直接负责的主管人员和其他直接责任人员，自处罚决定作出之日起五年内不得从事相关活动；构成犯罪的，终身不得从事屠宰、经营、运输动物或者生产、经营、加工、贮藏、运输动物产品等相关活动。

第九十八条 违反本法规定，有下列行为之一的，由县级以上地方人民政府农业农村主管部门责令改正，处三千元以上三万元以下罚款；情节严重的，责令停业整顿，并处三万元以上十万元以下罚款：

（一）开办动物饲养场和隔离场所、动物屠宰加工场所以及动物和动物产品无害化处理场所，未取得动物防疫条件合格证的；

（二）经营动物、动物产品的集贸市场不具备国务院农业农村主管部门规定的防疫条件的；

（三）未经备案从事动物运输的；

（四）未按照规定保存行程路线和托运人提供的动物名称、检疫证明编号、数量等信息的；

（五）未经检疫合格，向无规定动物疫病区输入动物、动物产品的；

（六）跨省、自治区、直辖市引进种用、乳用动物到达输入地后未按照规定进行隔离观察的；

（七）未按照规定处理或者随意弃置病死动物、病害动物产品的；

（八）饲养种用、乳用动物的单位和个人，未按照国务院农业农村主管部门的要求定期开展动物疫病检测的。

第九十九条 动物饲养场和隔离场所、动物屠宰加工场所以及动物和动物产品无害化处理场所，生产经营条件发生变化，不再符合本法第二十四条规定的动物防疫条件继续从事相关活动的，由县级以上地方人民政府农业农村主管部门给予警告，责令限期改正；逾期仍达不到规定条件的，吊销动物防疫条件合格证，并通报市场监督管理部门依法处理。

第一百条 违反本法规定，屠宰、经营、运输的动物未附有检疫证明，经营和运输的动物产品未附有检疫证明、检疫标志的，由县级以上地方人民政府农业农村主管部门责令改正，处同类检疫合格动物、动物产品货值金额一倍以下罚款；对货主以外的承运人处运输费用三倍以上五倍以下罚款，情节严重的，处五倍以上十倍以下罚款。

违反本法规定，用于科研、展示、演出和比赛等非食用性利用的动物未附有检疫证明的，由县级以上地方人民政府农业农村主管部门责令改正，处三千元以上一万元以下罚款。

第一百零一条 违反本法规定，将禁止或者限制调运的特定动物、动物产品由动物疫病高风险区调入低风险区的，由县级以上地方人民政府农业农村主管部门没收运输费用、违法运输的动物和动物产品，并处运输费用一倍以上五倍以下罚款。

第一百零二条 违反本法规定，通过道路跨省、自治区、直辖市运输动物，未经省、自治区、直辖市人民政府设立的指定通道入省境或者过省境的，由县级以上地方人民政府农业农村主管部门对运输人处五千元以上一万元以下罚款；情节严重的，处一万元以上五万元以下罚款。

第一百零三条 违反本法规定，转让、伪造或者变造检疫证明、检疫标志或者畜禽标识的，由县级以上地方人民政府农业农村主管部门没收违法所得和检疫证明、检疫标志、畜禽标识，并处五千元以上五万元以下罚款。

持有、使用伪造或者变造的检疫证明、检疫标志或者畜禽标识的，由县级以上人民政府农业农村主管部门没收检疫证明、检疫标志、畜禽标识和对应的动物、动物产品，并处三千元以上三万元以下罚款。

第一百零四条 违反本法规定，有下列行为之一的，由县级以上地方人民政府农业农村主管部门责令改正，处三千元以上三万元以下罚款：

（一）擅自发布动物疫情的；

（二）不遵守县级以上人民政府及其农业农村主管部门依法作出的有关控制动物疫病规定的；

（三）藏匿、转移、盗掘已被依法隔离、封存、处理的动物和动物产品的。

第一百零五条 违反本法规定，未取得动物诊疗许可证从事动物诊疗活动的，由县级以上地方人民政府农业农村主管部门责令停止诊疗活动，没收违法所得，并处违法所得一倍以上三倍以下罚款；违法所得不足三万元的，并处三千元以上三万元以下罚款。

动物诊疗机构违反本法规定，未按照规定实施卫生安全防护、消毒、隔离和处置诊疗废弃物的，由县级以上地方人民政府农业农村主管部门责令改正，处一千元以上一万元以下罚款；造成动物疫病扩散的，处一万元以上五万元以下罚款；情节严重的，吊销动物诊疗许可证。

第一百零六条　违反本法规定，未经执业兽医备案从事经营性动物诊疗活动的，由县级以上地方人民政府农业农村主管部门责令停止动物诊疗活动，没收违法所得，并处三千元以上三万元以下罚款；对其所在的动物诊疗机构处一万元以上五万元以下罚款。

执业兽医有下列行为之一的，由县级以上地方人民政府农业农村主管部门给予警告，责令暂停六个月以上一年以下动物诊疗活动；情节严重的，吊销执业兽医资格证书：

（一）违反有关动物诊疗的操作技术规范，造成或者可能造成动物疫病传播、流行的；

（二）使用不符合规定的兽药和兽医器械的；

（三）未按照当地人民政府或者农业农村主管部门要求参加动物疫病预防、控制和动物疫情扑灭活动的。

第一百零七条　违反本法规定，生产经营兽医器械，产品质量不符合要求的，由县级以上地方人民政府农业农村主管部门责令限期整改；情节严重的，责令停业整顿，并处二万元以上十万元以下罚款。

第一百零八条　违反本法规定，从事动物疫病研究、诊疗和动物饲养、屠宰、经营、隔离、运输，以及动物产品生产、经营、加工、贮藏、无害化处理等活动的单位和个人，有下列行为之一的，由县级以上地方人民政府农业农村主管部门责令改正，可以处一万元以下罚款；拒不改正的，处一万元以上五万元以下罚款，并可以责令停业整顿：

（一）发现动物染疫、疑似染疫未报告，或者未采取隔离等控制措施的；

（二）不如实提供与动物防疫有关的资料的；

（三）拒绝或者阻碍农业农村主管部门进行监督检查的；

（四）拒绝或者阻碍动物疫病预防控制机构进行动物疫病监测、检测、评估的；

（五）拒绝或者阻碍官方兽医依法履行职责的。

第一百零九条 违反本法规定，造成人畜共患传染病传播、流行的，依法从重给予处分、处罚。

违反本法规定，构成违反治安管理行为的，依法给予治安管理处罚；构成犯罪的，依法追究刑事责任。

违反本法规定，给他人人身、财产造成损害的，依法承担民事责任。

第十二章 附则

第一百一十条 本法下列用语的含义：

（一）无规定动物疫病区，是指具有天然屏障或者采取人工措施，在一定期限内没有发生规定的一种或者几种动物疫病，并经验收合格的区域；

（二）无规定动物疫病生物安全隔离区，是指处于同一生物安全管理体系下，在一定期限内没有发生规定的一种或者几种动物疫病的若干动物饲养场及其辅助生产场所构成的，并经验收合格的特定小型区域；

（三）病死动物，是指染疫死亡、因病死亡、死因不明或者经检验检疫可能危害人体或者动物健康的死亡动物；

（四）病害动物产品，是指来源于病死动物的产品，或者经检验检疫可能危害人体或者动物健康的动物产品。

第一百一十一条 境外无规定动物疫病区和无规定动物疫病生物安全隔离区的无疫等效性评估，参照本法有关规定执行。

第一百一十二条 实验动物防疫有特殊要求的，按照实验动物管理的有关规定执行。

第一百一十三条 本法自2021年5月1日起施行。

附录三

病原微生物实验室生物安全管理条例

（2004年11月12日中华人民共和国国务院令第424号公布　根据
2016年2月6日《国务院关于修改部分行政法规的决定》第一次修订　根
据2018年3月19日《国务院关于修改和废止部分行政法规的决定》第二
次修订）

第一章　总则

第一条　为了加强病原微生物实验室（以下称实验室）生物安全管理，保
护实验室工作人员和公众的健康，制定本条例。

第二条　对中华人民共和国境内的实验室及其从事实验活动的生物安全管
理，适用本条例。

本条例所称病原微生物，是指能够使人或者动物致病的微生物。

本条例所称实验活动，是指实验室从事与病原微生物菌（毒）种、样本有
关的研究、教学、检测、诊断等活动。

第三条　国务院卫生主管部门主管与人体健康有关的实验室及其实验活动
的生物安全监督工作。

国务院兽医主管部门主管与动物有关的实验室及其实验活动的生物安全监
督工作。

国务院其他有关部门在各自职责范围内负责实验室及其实验活动的生物安
全管理工作。

县级以上地方人民政府及其有关部门在各自职责范围内负责实验室及其实

验活动的生物安全管理工作。

第四条　国家对病原微生物实行分类管理，对实验室实行分级管理。

第五条　国家实行统一的实验室生物安全标准。实验室应当符合国家标准和要求。

第六条　实验室的设立单位及其主管部门负责实验室日常活动的管理，承担建立健全安全管理制度，检查、维护实验设施、设备，控制实验室感染的职责。

第二章　病原微生物的分类和管理

第七条　国家根据病原微生物的传染性、感染后对个体或者群体的危害程度，将病原微生物分为四类：

第一类病原微生物，是指能够引起人类或者动物非常严重疾病的微生物，以及我国尚未发现或者已经宣布消灭的微生物。

第二类病原微生物，是指能够引起人类或者动物严重疾病，比较容易直接或者间接在人与人、动物与人、动物与动物间传播的微生物。

第三类病原微生物，是指能够引起人类或者动物疾病，但一般情况下对人、动物或者环境不构成严重危害，传播风险有限，实验室感染后很少引起严重疾病，并且具备有效治疗和预防措施的微生物。

第四类病原微生物，是指在通常情况下不会引起人类或者动物疾病的微生物。

第一类、第二类病原微生物统称为高致病性病原微生物。

第八条　人间传染的病原微生物名录由国务院卫生主管部门商国务院有关部门后制定、调整并予以公布；动物间传染的病原微生物名录由国务院兽医主管部门商国务院有关部门后制定、调整并予以公布。

第九条　采集病原微生物样本应当具备下列条件：

（一）具有与采集病原微生物样本所需要的生物安全防护水平相适应的设备；

（二）具有掌握相关专业知识和操作技能的工作人员；

（三）具有有效地防止病原微生物扩散和感染的措施；

（四）具有保证病原微生物样本质量的技术方法和手段。

采集高致病性病原微生物样本的工作人员在采集过程中应当防止病原微生物扩散和感染，并对样本的来源、采集过程和方法等作详细记录。

第十条　运输高致病性病原微生物菌（毒）种或者样本，应当通过陆路运输；没有陆路通道，必须经水路运输的，可以通过水路运输；紧急情况下或者需要将高致病性病原微生物菌（毒）种或者样本运往国外的，可以通过民用航空运输。

第十一条　运输高致病性病原微生物菌（毒）种或者样本，应当具备下列条件：

（一）运输目的、高致病性病原微生物的用途和接收单位符合国务院卫生主管部门或者兽医主管部门的规定；

（二）高致病性病原微生物菌（毒）种或者样本的容器应当密封，容器或者包装材料还应当符合防水、防破损、防外泄、耐高（低）温、耐高压的要求；

（三）容器或者包装材料上应当印有国务院卫生主管部门或者兽医主管部门规定的生物危险标识、警告用语和提示用语。

运输高致病性病原微生物菌（毒）种或者样本，应当经省级以上人民政府卫生主管部门或者兽医主管部门批准。在省、自治区、直辖市行政区域内运输的，由省、自治区、直辖市人民政府卫生主管部门或者兽医主管部门批准；需要跨省、自治区、直辖市运输或者运往国外的，由出发地的省、自治区、直辖市人民政府卫生主管部门或者兽医主管部门进行初审后，分别报国务院卫生主管部门或者兽医主管部门批准。

出入境检验检疫机构在检验检疫过程中需要运输病原微生物样本的，由国务院出入境检验检疫部门批准，并同时向国务院卫生主管部门或者兽医主管部门通报。

通过民用航空运输高致病性病原微生物菌（毒）种或者样本的，除依照本条第二款、第三款规定取得批准外，还应当经国务院民用航空主管部门批准。

有关主管部门应当对申请人提交的关于运输高致病性病原微生物菌（毒）

种或者样本的申请材料进行审查，对符合本条第一款规定条件的，应当即时批准。

第十二条　运输高致病性病原微生物菌（毒）种或者样本，应当由不少于2人的专人护送，并采取相应的防护措施。

有关单位或者个人不得通过公共电（汽）车和城市铁路运输病原微生物菌（毒）种或者样本。

第十三条　需要通过铁路、公路、民用航空等公共交通工具运输高致病性病原微生物菌（毒）种或者样本的，承运单位应当凭本条例第十一条规定的批准文件予以运输。

承运单位应当与护送人共同采取措施，确保所运输的高致病性病原微生物菌（毒）种或者样本的安全，严防发生被盗、被抢、丢失、泄漏事件。

第十四条　国务院卫生主管部门或者兽医主管部门指定的菌（毒）种保藏中心或者专业实验室（以下称保藏机构），承担集中储存病原微生物菌（毒）种和样本的任务。

保藏机构应当依照国务院卫生主管部门或者兽医主管部门的规定，储存实验室送交的病原微生物菌（毒）种和样本，并向实验室提供病原微生物菌（毒）种和样本。

保藏机构应当制定严格的安全保管制度，作好病原微生物菌（毒）种和样本进出和储存的记录，建立档案制度，并指定专人负责。对高致病性病原微生物菌（毒）种和样本应当设专库或者专柜单独储存。

保藏机构储存、提供病原微生物菌（毒）种和样本，不得收取任何费用，其经费由同级财政在单位预算中予以保障。

保藏机构的管理办法由国务院卫生主管部门会同国务院兽医主管部门制定。

第十五条　保藏机构应当凭实验室依照本条例的规定取得的从事高致病性病原微生物相关实验活动的批准文件，向实验室提供高致病性病原微生物菌（毒）种和样本，并予以登记。

第十六条　实验室在相关实验活动结束后，应当依照国务院卫生主管部门或者兽医主管部门的规定，及时将病原微生物菌（毒）种和样本就地销毁或者送交保藏机构保管。

保藏机构接受实验室送交的病原微生物菌（毒）种和样本，应当予以登记，并开具接收证明。

第十七条　高致病性病原微生物菌（毒）种或者样本在运输、储存中被盗、被抢、丢失、泄漏的，承运单位、护送人、保藏机构应当采取必要的控制措施，并在2小时内分别向承运单位的主管部门、护送人所在单位和保藏机构的主管部门报告，同时向所在地的县级人民政府卫生主管部门或者兽医主管部门报告，发生被盗、被抢、丢失的，还应当向公安机关报告；接到报告的卫生主管部门或者兽医主管部门应当在2小时内向本级人民政府报告，并同时向上级人民政府卫生主管部门或者兽医主管部门和国务院卫生主管部门或者兽医主管部门报告。

县级人民政府应当在接到报告后2小时内向设区的市级人民政府或者上一级人民政府报告；设区的市级人民政府应当在接到报告后2小时内向省、自治区、直辖市人民政府报告。省、自治区、直辖市人民政府应当在接到报告后1小时内，向国务院卫生主管部门或者兽医主管部门报告。

任何单位和个人发现高致病性病原微生物菌（毒）种或者样本的容器或者包装材料，应当及时向附近的卫生主管部门或者兽医主管部门报告；接到报告的卫生主管部门或者兽医主管部门应当及时组织调查核实，并依法采取必要的控制措施。

第三章　实验室的设立与管理

第十八条　国家根据实验室对病原微生物的生物安全防护水平，并依照实验室生物安全国家标准的规定，将实验室分为一级、二级、三级、四级。

第十九条　新建、改建、扩建三级、四级实验室或者生产、进口移动式三级、四级实验室应当遵守下列规定：

（一）符合国家生物安全实验室体系规划并依法履行有关审批手续；

（二）经国务院科技主管部门审查同意；

（三）符合国家生物安全实验室建筑技术规范；

（四）依照《中华人民共和国环境影响评价法》的规定进行环境影响评价并经环境保护主管部门审查批准；

（五）生物安全防护级别与其拟从事的实验活动相适应。

前款规定所称国家生物安全实验室体系规划，由国务院投资主管部门会同国务院有关部门制定。制定国家生物安全实验室体系规划应当遵循总量控制、合理布局、资源共享的原则，并应当召开听证会或者论证会，听取公共卫生、环境保护、投资管理和实验室管理等方面专家的意见。

第二十条　三级、四级实验室应当通过实验室国家认可。

国务院认证认可监督管理部门确定的认可机构应当依照实验室生物安全国家标准以及本条例的有关规定，对三级、四级实验室进行认可；实验室通过认可的，颁发相应级别的生物安全实验室证书。证书有效期为5年。

第二十一条　一级、二级实验室不得从事高致病性病原微生物实验活动。三级、四级实验室从事高致病性病原微生物实验活动，应当具备下列条件：

（一）实验目的和拟从事的实验活动符合国务院卫生主管部门或者兽医主管部门的规定；

（二）通过实验室国家认可；

（三）具有与拟从事的实验活动相适应的工作人员；

（四）工程质量经建筑主管部门依法检测验收合格。

第二十二条　三级、四级实验室，需要从事某种高致病性病原微生物或者疑似高致病性病原微生物实验活动的，应当依照国务院卫生主管部门或者兽医主管部门的规定报省级以上人民政府卫生主管部门或者兽医主管部门批准。实验活动结果以及工作情况应当向原批准部门报告。

实验室申报或者接受与高致病性病原微生物有关的科研项目，应当符合科研需要和生物安全要求，具有相应的生物安全防护水平。与动物间传染的高致病性病原微生物有关的科研项目，应当经国务院兽医主管部门同意；与人体健康有关的高致病性病原微生物科研项目，实验室应当将立项结果告知省级以上人民政府卫生主管部门。

第二十三条　出入境检验检疫机构、医疗卫生机构、动物防疫机构在实验室开展检测、诊断工作时，发现高致病性病原微生物或者疑似高致病性病原微生物，需要进一步从事这类高致病性病原微生物相关实验活动的，应当依照本条例的规定经批准同意，并在具备相应条件的实验室中进行。

专门从事检测、诊断的实验室应当严格依照国务院卫生主管部门或者兽医主管部门的规定，建立健全规章制度，保证实验室生物安全。

第二十四条　省级以上人民政府卫生主管部门或者兽医主管部门应当自收到需要从事高致病性病原微生物相关实验活动的申请之日起15日内作出是否批准的决定。

对出入境检验检疫机构为了检验检疫工作的紧急需要，申请在实验室对高致病性病原微生物或者疑似高致病性病原微生物开展进一步实验活动的，省级以上人民政府卫生主管部门或者兽医主管部门应当自收到申请之时起2小时内作出是否批准的决定；2小时内未作出决定的，实验室可以从事相应的实验活动。

省级以上人民政府卫生主管部门或者兽医主管部门应当为申请人通过电报、电传、传真、电子数据交换和电子邮件等方式提出申请提供方便。

第二十五条　新建、改建或者扩建一级、二级实验室，应当向设区的市级人民政府卫生主管部门或者兽医主管部门备案。设区的市级人民政府卫生主管部门或者兽医主管部门应当每年将备案情况汇总后报省、自治区、直辖市人民政府卫生主管部门或者兽医主管部门。

第二十六条　国务院卫生主管部门和兽医主管部门应当定期汇总并互相通报实验室数量和实验室设立、分布情况，以及三级、四级实验室从事高致病性病原微生物实验活动的情况。

第二十七条　已经建成并通过实验室国家认可的三级、四级实验室应当向所在地的县级人民政府环境保护主管部门备案。环境保护主管部门依照法律、行政法规的规定对实验室排放的废水、废气和其他废物处置情况进行监督检查。

第二十八条　对我国尚未发现或者已经宣布消灭的病原微生物，任何单位和个人未经批准不得从事相关实验活动。

为了预防、控制传染病，需要从事前款所指病原微生物相关实验活动的，应当经国务院卫生主管部门或者兽医主管部门批准，并在批准部门指定的专业实验室中进行。

第二十九条　实验室使用新技术、新方法从事高致病性病原微生物相关实验活动的，应当符合防止高致病性病原微生物扩散、保证生物安全和操作者人身安全的要求，并经国家病原微生物实验室生物安全专家委员会论证；经论证可行的，方可使用。

第三十条　需要在动物体上从事高致病性病原微生物相关实验活动的，应当在符合动物实验室生物安全国家标准的三级以上实验室进行。

第三十一条　实验室的设立单位负责实验室的生物安全管理。

实验室的设立单位应当依照本条例的规定制定科学、严格的管理制度，并定期对有关生物安全规定的落实情况进行检查，定期对实验室设施、设备、材料等进行检查、维护和更新，以确保其符合国家标准。

实验室的设立单位及其主管部门应当加强对实验室日常活动的管理。

第三十二条　实验室负责人为实验室生物安全的第一责任人。

实验室从事实验活动应当严格遵守有关国家标准和实验室技术规范、操作规程。实验室负责人应当指定专人监督检查实验室技术规范和操作规程的落实情况。

第三十三条　从事高致病性病原微生物相关实验活动的实验室的设立单位，应当建立健全安全保卫制度，采取安全保卫措施，严防高致病性病原微生物被盗、被抢、丢失、泄漏，保障实验室及其病原微生物的安全。实验室发生高致病性病原微生物被盗、被抢、丢失、泄漏的，实验室的设立单位应当依照本条例第十七条的规定进行报告。

从事高致病性病原微生物相关实验活动的实验室应当向当地公安机关备案，并接受公安机关有关实验室安全保卫工作的监督指导。

第三十四条　实验室或者实验室的设立单位应当每年定期对工作人员进行

培训，保证其掌握实验室技术规范、操作规程、生物安全防护知识和实际操作技能，并进行考核。工作人员经考核合格的，方可上岗。

从事高致病性病原微生物相关实验活动的实验室，应当每半年将培训、考核其工作人员的情况和实验室运行情况向省、自治区、直辖市人民政府卫生主管部门或者兽医主管部门报告。

第三十五条　从事高致病性病原微生物相关实验活动应当有2名以上的工作人员共同进行。

进入从事高致病性病原微生物相关实验活动的实验室的工作人员或者其他有关人员，应当经实验室负责人批准。实验室应当为其提供符合防护要求的防护用品并采取其他职业防护措施。从事高致病性病原微生物相关实验活动的实验室，还应当对实验室工作人员进行健康监测，每年组织对其进行体检，并建立健康档案；必要时，应当对实验室工作人员进行预防接种。

第三十六条　在同一个实验室的同一个独立安全区域内，只能同时从事一种高致病性病原微生物的相关实验活动。

第三十七条　实验室应当建立实验档案，记录实验室使用情况和安全监督情况。实验室从事高致病性病原微生物相关实验活动的实验档案保存期，不得少于20年。

第三十八条　实验室应当依照环境保护的有关法律、行政法规和国务院有关部门的规定，对废水、废气以及其他废物进行处置，并制定相应的环境保护措施，防止环境污染。

第三十九条　三级、四级实验室应当在明显位置标示国务院卫生主管部门和兽医主管部门规定的生物危险标识和生物安全实验室级别标志。

第四十条　从事高致病性病原微生物相关实验活动的实验室应当制定实验室感染应急处置预案，并向该实验室所在地的省、自治区、直辖市人民政府卫生主管部门或者兽医主管部门备案。

第四十一条　国务院卫生主管部门和兽医主管部门会同国务院有关部门组织病原学、免疫学、检验医学、流行病学、预防兽医学、环境保护和实验室管理等方面的专家，组成国家病原微生物实验室生物安全专家委员会。该委员会承担从事高致病性病原微生物相关实验活动的实验室的设立与运行的生物安全评估和技术咨询、论证工作。

省、自治区、直辖市人民政府卫生主管部门和兽医主管部门会同同级人民政府有关部门组织病原学、免疫学、检验医学、流行病学、预防兽医学、环境保护和实验室管理等方面的专家，组成本地区病原微生物实验室生物安全专家委员会。该委员会承担本地区实验室设立和运行的技术咨询工作。

第四章 实验室感染控制

第四十二条 实验室的设立单位应当指定专门的机构或者人员承担实验室感染控制工作，定期检查实验室的生物安全防护、病原微生物菌（毒）种和样本保存与使用、安全操作、实验室排放的废水和废气以及其他废物处置等规章制度的实施情况。

负责实验室感染控制工作的机构或者人员应当具有与该实验室中的病原微生物有关的传染病防治知识，并定期调查、了解实验室工作人员的健康状况。

第四十三条 实验室工作人员出现与本实验室从事的高致病性病原微生物相关实验活动有关的感染临床症状或者体征时，实验室负责人应当向负责实验室感染控制工作的机构或者人员报告，同时派专人陪同及时就诊；实验室工作人员应当将近期所接触的病原微生物的种类和危险程度如实告知诊治医疗机构。接诊的医疗机构应当及时救治；不具备相应救治条件的，应当依照规定将感染的实验室工作人员转诊至具备相应传染病救治条件的医疗机构；具备相应传染病救治条件的医疗机构应当接诊治疗，不得拒绝救治。

第四十四条 实验室发生高致病性病原微生物泄漏时，实验室工作人员应当立即采取控制措施，防止高致病性病原微生物扩散，并同时向负责实验室感染控制工作的机构或者人员报告。

第四十五条 负责实验室感染控制工作的机构或者人员接到本条例第

四十三条、第四十四条规定的报告后，应当立即启动实验室感染应急处置预案，并组织人员对该实验室生物安全状况等情况进行调查；确认发生实验室感染或者高致病性病原微生物泄漏的，应当依照本条例第十七条的规定进行报告，并同时采取控制措施，对有关人员进行医学观察或者隔离治疗，封闭实验室，防止扩散。

第四十六条　卫生主管部门或者兽医主管部门接到关于实验室发生工作人员感染事故或者病原微生物泄漏事件的报告，或者发现实验室从事病原微生物相关实验活动造成实验室感染事故的，应当立即组织疾病预防控制机构、动物防疫监督机构和医疗机构以及其他有关机构依法采取下列预防、控制措施：

（一）封闭被病原微生物污染的实验室或者可能造成病原微生物扩散的场所；

（二）开展流行病学调查；

（三）对病人进行隔离治疗，对相关人员进行医学检查；

（四）对密切接触者进行医学观察；

（五）进行现场消毒；

（六）对染疫或者疑似染疫的动物采取隔离、扑杀等措施；

（七）其他需要采取的预防、控制措施。

第四十七条　医疗机构或者兽医医疗机构及其执行职务的医务人员发现由于实验室感染而引起的与高致病性病原微生物相关的传染病病人、疑似传染病病人或者患有疫病、疑似患有疫病的动物，诊治的医疗机构或者兽医医疗机构应当在2小时内报告所在地的县级人民政府卫生主管部门或者兽医主管部门；接到报告的卫生主管部门或者兽医主管部门应当在2小时内通报实验室所在地的县级人民政府卫生主管部门或者兽医主管部门。接到通报的卫生主管部门或者兽医主管部门应当依照本条例第四十六条的规定采取预防、控制措施。

第四十八条　发生病原微生物扩散，有可能造成传染病暴发、流行时，县级以上人民政府卫生主管部门或者兽医主管部门应当依照有关法律、行政法规的规定以及实验室感染应急处置预案进行处理。

第五章 监督管理

第四十九条 县级以上地方人民政府卫生主管部门、兽医主管部门依照各自分工，履行下列职责：

（一）对病原微生物菌（毒）种、样本的采集、运输、储存进行监督检查；

（二）对从事高致病性病原微生物相关实验活动的实验室是否符合本条例规定的条件进行监督检查；

（三）对实验室或者实验室的设立单位培训、考核其工作人员以及上岗人员的情况进行监督检查；

（四）对实验室是否按照有关国家标准、技术规范和操作规程从事病原微生物相关实验活动进行监督检查。

县级以上地方人民政府卫生主管部门、兽医主管部门，应当主要通过检查反映实验室执行国家有关法律、行政法规以及国家标准和要求的记录、档案、报告，切实履行监督管理职责。

第五十条 县级以上人民政府卫生主管部门、兽医主管部门、环境保护主管部门在履行监督检查职责时，有权进入被检查单位和病原微生物泄漏或者扩散现场调查取证、采集样品，查阅复制有关资料。需要进入从事高致病性病原微生物相关实验活动的实验室调查取证、采集样品的，应当指定或者委托专业机构实施。被检查单位应当予以配合，不得拒绝、阻挠。

第五十一条 国务院认证认可监督管理部门依照《中华人民共和国认证认可条例》的规定对实验室认可活动进行监督检查。

第五十二条 卫生主管部门、兽医主管部门、环境保护主管部门应当依据法定的职权和程序履行职责，做到公正、公平、公开、文明、高效。

第五十三条 卫生主管部门、兽医主管部门、环境保护主管部门的执法人员执行职务时，应当有2名以上执法人员参加，出示执法证件，并依照规定填写执法文书。

现场检查笔录、采样记录等文书经核对无误后，应当由执法人员和被检查人、被采样人签名。被检查人、被采样人拒绝签名的，执法人员应当在自己签名后注明情况。

第五十四条　卫生主管部门、兽医主管部门、环境保护主管部门及其执法人员执行职务，应当自觉接受社会和公民的监督。公民、法人和其他组织有权向上级人民政府及其卫生主管部门、兽医主管部门、环境保护主管部门举报地方人民政府及其有关主管部门不依照规定履行职责的情况。接到举报的有关人民政府或者其卫生主管部门、兽医主管部门、环境保护主管部门，应当及时调查处理。

第五十五条　上级人民政府卫生主管部门、兽医主管部门、环境保护主管部门发现属于下级人民政府卫生主管部门、兽医主管部门、环境保护主管部门职责范围内需要处理的事项的，应当及时告知该部门处理；下级人民政府卫生主管部门、兽医主管部门、环境保护主管部门不及时处理或者不积极履行本部门职责的，上级人民政府卫生主管部门、兽医主管部门、环境保护主管部门应当责令其限期改正；逾期不改正的，上级人民政府卫生主管部门、兽医主管部门、环境保护主管部门有权直接予以处理。

第六章　法律责任

第五十六条　三级、四级实验室未经批准从事某种高致病性病原微生物或者疑似高致病性病原微生物实验活动的，由县级以上地方人民政府卫生主管部门、兽医主管部门依照各自职责，责令停止有关活动，监督其将用于实验活动的病原微生物销毁或者送交保藏机构，并给予警告；造成传染病传播、流行或者其他严重后果的，由实验室的设立单位对主要负责人、直接负责的主管人员和其他直接责任人员，依法给予撤职、开除的处分；构成犯罪的，依法追究刑事责任。

第五十七条　卫生主管部门或者兽医主管部门违反本条例的规定，准予不符合本条例规定条件的实验室从事高致病性病原微生物相关实验活动的，由作出批准决定的卫生主管部门或者兽医主管部门撤销原批准决定，责令有关实验室立即停止有关活动，并监督其将用于实验活动的病原微生物销毁或者送交保藏机构，对直接负责的主管人员和其他直接责任人员依法给予行政处分；构成犯罪的，依法追究刑事责任。

因违法作出批准决定给当事人的合法权益造成损害的，作出批准决定的卫生主管部门或者兽医主管部门应当依法承担赔偿责任。

第五十八条 卫生主管部门或者兽医主管部门对出入境检验检疫机构为了检验检疫工作的紧急需要，申请在实验室对高致病性病原微生物或者疑似高致病性病原微生物开展进一步检测活动，不在法定期限内作出是否批准决定的，由其上级行政机关或者监察机关责令改正，给予警告；造成传染病传播、流行或者其他严重后果的，对直接负责的主管人员和其他直接责任人员依法给予撤职、开除的行政处分；构成犯罪的，依法追究刑事责任。

第五十九条 违反本条例规定，在不符合相应生物安全要求的实验室从事病原微生物相关实验活动的，由县级以上地方人民政府卫生主管部门、兽医主管部门依照各自职责，责令停止有关活动，监督其将用于实验活动的病原微生物销毁或者送交保藏机构，并给予警告；造成传染病传播、流行或者其他严重后果的，由实验室的设立单位对主要负责人、直接负责的主管人员和其他直接责任人员，依法给予撤职、开除的处分；构成犯罪的，依法追究刑事责任。

第六十条 实验室有下列行为之一的，由县级以上地方人民政府卫生主管部门、兽医主管部门依照各自职责，责令限期改正，给予警告；逾期不改正的，由实验室的设立单位对主要负责人、直接负责的主管人员和其他直接责任人员，依法给予撤职、开除的处分；有许可证件的，并由原发证部门吊销有关许可证件：

（一）未依照规定在明显位置标示国务院卫生主管部门和兽医主管部门规定的生物危险标识和生物安全实验室级别标志的；

（二）未向原批准部门报告实验活动结果以及工作情况的；

（三）未依照规定采集病原微生物样本，或者对所采集样本的来源、采过程和方法等未作详细记录的；

（四）新建、改建或者扩建一级、二级实验室未向设区的市级人民政府卫生主管部门或者兽医主管部门备案的；

（五）未依照规定定期对工作人员进行培训，或者工作人员考核不合格允许其上岗，或者批准未采取防护措施的人员进入实验室的；

（六）实验室工作人员未遵守实验室生物安全技术规范和操作规程的；

（七）未依照规定建立或者保存实验档案的；

（八）未依照规定制定实验室感染应急处置预案并备案的。

第六十一条　经依法批准从事高致病性病原微生物相关实验活动的实验室的设立单位未建立健全安全保卫制度，或者未采取安全保卫措施的，由县级以上地方人民政府卫生主管部门、兽医主管部门依照各自职责，责令限期改正；逾期不改正，导致高致病性病原微生物菌（毒）种、样本被盗、被抢或者造成其他严重后果的，责令停止该项实验活动，该实验室2年内不得申请从事高致病性病原微生物实验活动；造成传染病传播、流行的，该实验室设立单位的主管部门还应当对该实验室的设立单位的直接负责的主管人员和其他直接责任人员，依法给予降级、撤职、开除的处分；构成犯罪的，依法追究刑事责任。

第六十二条　未经批准运输高致病性病原微生物菌（毒）种或者样本，或者承运单位经批准运输高致病性病原微生物菌（毒）种或者样本未履行保护义务，导致高致病性病原微生物菌（毒）种或者样本被盗、被抢、丢失、泄漏的，由县级以上地方人民政府卫生主管部门、兽医主管部门依照各自职责，责令采取措施，消除隐患，给予警告；造成传染病传播、流行或者其他严重后果的，由托运单位和承运单位的主管部门对主要负责人、直接负责的主管人员和其他直接责任人员，依法给予撤职、开除的处分；构成犯罪的，依法追究刑事责任。

第六十三条　有下列行为之一的，由实验室所在地的设区的市级以上地方人民政府卫生主管部门、兽医主管部门依照各自职责，责令有关单位立即停止违法活动，监督其将病原微生物销毁或者送交保藏机构；造成传染病传播、流行或者其他严重后果的，由其所在单位或者其上级主管部门对主要负责人、直接负责的主管人员和其他直接责任人员，依法给予撤职、开除的处分；有许可证件的，并由原发证部门吊销有关许可证件；构成犯罪的，依法追究刑事责任：

（一）实验室在相关实验活动结束后，未依照规定及时将病原微生物菌（毒）种和样本就地销毁或者送交保藏机构保管的；

（二）实验室使用新技术、新方法从事高致病性病原微生物相关实验活动未经国家病原微生物实验室生物安全专家委员会论证的；

（三）未经批准擅自从事在我国尚未发现或者已经宣布消灭的病原微生物相关实验活动的；

（四）在未经指定的专业实验室从事在我国尚未发现或者已经宣布消灭的病原微生物相关实验活动的；

（五）在同一个实验室的同一个独立安全区域内同时从事两种或者两种以上高致病性病原微生物的相关实验活动的。

第六十四条　认可机构对不符合实验室生物安全国家标准以及本条例规定条件的实验室予以认可，或者对符合实验室生物安全国家标准以及本条例规定条件的实验室不予认可的，由国务院认证认可监督管理部门责令限期改正，给予警告；造成传染病传播、流行或者其他严重后果的，由国务院认证认可监督管理部门撤销其认可资格，有上级主管部门的，由其上级主管部门对主要负责人、直接负责的主管人员和其他直接责任人员依法给予撤职、开除的处分；构成犯罪的，依法追究刑事责任。

第六十五条　实验室工作人员出现该实验室从事的病原微生物相关实验活动有关的感染临床症状或者体征，以及实验室发生高致病性病原微生物泄漏时，实验室负责人、实验室工作人员、负责实验室感染控制的专门机构或者人员未依照规定报告，或者未依照规定采取控制措施的，由县级以上地方人民政府卫生主管部门、兽医主管部门依照各自职责，责令限期改正，给予警告；造成传染病传播、流行或者其他严重后果的，由其设立单位对实验室主要负责人、直接负责的主管人员和其他直接责任人员，依法给予撤职、开除的处分；有许可证件的，并由原发证部门吊销有关许可证件；构成犯罪的，依法追究刑事责任。

第六十六条　拒绝接受卫生主管部门、兽医主管部门依法开展有关高致病性病原微生物扩散的调查取证、采集样品等活动或者依照本条例规定采取有关预防、控制措施的，由县级以上人民政府卫生主管部门、兽医主管部门依照各自职责，责令改正，给予警告；造成传染病传播、流行以及其他严重后果的，由实验室的设立单位对实验室主要负责人、直接负责的主管人员和其他直接责任人员，依法给予降级、撤职、开除的处分；有许可证件的，并由原发证部门吊销有关许可证件；构成犯罪的，依法追究刑事责任。

第六十七条　发生病原微生物被盗、被抢、丢失、泄漏，承运单位、护送人、保藏机构和实验室的设立单位未依照本条例的规定报告的，由所在地的县级人民政府卫生主管部门或者兽医主管部门给予警告；造成传染病传播、流行或者其他严重后果的，由实验室的设立单位或者承运单位、保藏机构的上级主管部门对主要负责人、直接负责的主管人员和其他直接责任人员，依法给予撤职、开除的处分；构成犯罪的，依法追究刑事责任。

第六十八条　保藏机构未依照规定储存实验室送交的菌（毒）种和样本，或者未依照规定提供菌（毒）种和样本的，由其指定部门责令限期改正，收回违法提供的菌（毒）种和样本，并给予警告；造成传染病传播、流行或者其他严重后果的，由其所在单位或者其上级主管部门对主要负责人、直接负责的主管人员和其他直接责任人员，依法给予撤职、开除的处分；构成犯罪的，依法追究刑事责任。

第六十九条　县级以上人民政府有关主管部门，未依照本条例的规定履行实验室及其实验活动监督检查职责的，由有关人民政府在各自职责范围内责令改正，通报批评；造成传染病传播、流行或者其他严重后果的，对直接负责的主管人员，依法给予行政处分；构成犯罪的，依法追究刑事责任。

第七章　附则

第七十条　军队实验室由中国人民解放军卫生主管部门参照本条例负责监

督管理。

第七十一条　本条例施行前设立的实验室，应当自本条例施行之日起6个月内，依照本条例的规定，办理有关手续。

第七十二条　本条例自公布之日起施行。

附录四

相关专业规范
——动物病原微生物分类名录

（2005年5月24日农业部令第53号公布）

根据《病原微生物实验室生物安全管理条例》第七条、第八条的规定，对动物病原微生物分类如下：

一类动物病原微生物

口蹄疫病毒、高致病性禽流感病毒、猪水泡病病毒、非洲猪瘟病毒、非洲马瘟病毒、牛瘟病毒、小反刍兽疫病毒、牛传染性胸膜肺炎丝状支原体、牛海绵状脑病病原、痒病病原。

二类动物病原微生物

猪瘟病毒、鸡新城疫病毒、狂犬病病毒、绵羊痘 / 山羊痘病毒、蓝舌病病毒、兔病毒性出血症病毒、炭疽芽孢杆菌、布氏杆菌。

三类动物病原微生物

多种动物共患病病原微生物：低致病性流感病毒、伪狂犬病病毒、破伤风梭菌、气肿疽梭菌、结核分枝杆菌、副结核分枝杆菌、致病性大肠杆菌、沙门氏菌、巴氏杆菌、致病性链球菌、李氏杆菌、产气荚膜梭菌、嗜水气单胞菌、肉毒梭状芽孢杆菌、腐败梭菌和其他致病性梭菌、鹦鹉热衣原体、放线菌、钩端螺旋体。

牛病病原微生物：牛恶性卡他热病毒、牛白血病病毒、牛流行热病毒、牛传染性鼻气管炎病毒、牛病毒腹泻／黏膜病病毒、牛生殖器弯曲杆菌、日本血吸虫。

绵羊和山羊病病原微生物：山羊关节炎／脑脊髓炎病毒、梅迪／维斯纳病病毒、传染性脓疱皮炎病毒。

猪病病原微生物：日本脑炎病毒、猪繁殖与呼吸综合征病毒、猪细小病毒、猪圆环病毒、猪流行性腹泻病毒、猪传染性胃肠炎病毒、猪丹毒杆菌、猪支气管败血波氏杆菌、猪胸膜肺炎放线杆菌、副猪嗜血杆菌、猪肺炎支原体、猪密螺旋体。

马病病原微生物：马传染性贫血病毒、马动脉炎病毒、马病毒性流产病毒、马鼻炎病毒、鼻疽假单胞菌、类鼻疽假单胞菌、假皮疽组织胞浆菌、溃疡性淋巴管炎假结核棒状杆菌。

禽病病原微生物：鸭瘟病毒、鸭病毒性肝炎病毒、小鹅瘟病毒、鸡传染性法氏囊病病毒、鸡马立克氏病病毒、禽白血病／肉瘤病毒、禽网状内皮组织增殖病病毒、鸡传染性贫血病毒、鸡传染性喉气管炎病毒、鸡传染性支气管炎病毒、鸡减蛋综合征病毒、禽痘病毒、鸡病毒性关节炎病毒、禽传染性脑脊髓炎病毒、副鸡嗜血杆菌、鸡毒支原体、鸡球虫。

兔病病原微生物：兔黏液瘤病病毒、野兔热土拉杆菌、兔支气管败血波氏杆菌、兔球虫。

水生动物病病原微生物：流行性造血器官坏死病毒、传染性造血器官坏死病毒、马苏大马哈鱼病毒、病毒性出血性败血症病毒、锦鲤疱疹病毒、斑点叉尾鮰病毒、病毒性脑病和视网膜病毒、传染性胰脏坏死病毒、真鲷虹彩病毒、白鲟虹彩病毒、中肠腺坏死杆状病毒、传染性皮下和造血器官坏死病毒、核多角体杆状病毒、虾产卵死亡综合征病毒、鳌鳃腺炎病毒、Taura 综合征病毒、对虾白斑综合征病毒、黄头病病毒、草鱼出血病毒、鲤春病毒血症病毒、鲍球形病毒、鲑鱼传染性贫血病毒。

蜜蜂病病原微生物：美洲幼虫腐臭病幼虫杆菌、欧洲幼虫腐臭病蜂房蜜蜂球菌、白垩病蜂球囊菌、蜜蜂微孢子虫、跗腺螨、雅氏大蜂螨。

其他动物病病原微生物：犬瘟热病毒、犬细小病毒、犬腺病毒、犬冠状病毒、犬副流感病毒、猫泛白细胞减少综合征病毒、水貂阿留申病病毒、水貂病毒性肠炎病毒。

四类动物病原微生物

是指危险性小、低致病力、实验室感染机会少的兽用生物制品、疫苗生产用的各种弱毒病原微生物以及不属于第一、二、三类的各种低毒力的病原微生物。

附录五

布鲁氏菌病防控技术要点
（第一版）

发布时间：2023-01-09

来源：农业农村部畜牧兽医局

根据《中华人民共和国动物防疫法》《中华人民共和国传染病防治法》《动物检疫管理办法》《布鲁氏菌病防治技术规范》《布鲁氏菌病诊疗指南（试行）》等法律、法规和规范性文件要求，针对当前布鲁氏菌病（以下简称布病）流行态势、防控难点和实际需求，制定本要点。主要用于指导牛羊（牦牛、骆驼等易感动物）养殖等从业人员、基层动物防疫和疾控人员布病防控工作。

一、加强饲养卫生管理

（一）坚持自繁自养和引种检疫

养殖场（户）应坚持自繁自养，如需引种，事先做好引进动物的疫病检测或查验检测报告，防止购入病畜和隐性感染畜。运输车辆消毒后方可进场，预留隔离舍。隔离饲养引入动物，确定无疫病后，方可混群饲养。必要时按规定程序进行免疫接种。

（二）加强日常管理

畜群分群管理，定时、定量饲喂，保持日粮的相对稳定，保证足够新鲜、清洁、适温的饮水。做好冬季防寒、夏季防暑工作，注意圈舍通风。做好环境卫生工作，及时清粪，保持圈舍、运动场清洁卫生。实施雨污分离，保证排水顺畅。设置单独产房，加强产后消毒工作。放牧时，做到不与其他畜群混合放牧。

（三）加强日常临床巡查

观察畜群采食、饮水、精神状态，发现母畜流产、不孕、乳腺炎，公畜睾丸肿大、关节炎等临床异常情况，要及时报告送检，做进一步诊断。

（四）做好各项档案记录和标识管理

详细记录和保存养殖、免疫、检测、诊疗、消毒、无害化处理、生物安全管理等记录，做到及时归档、分类保存。规范使用耳标等各类个体标识，详细记录个体生产信息，对养殖家畜实施可追溯管理。

二、规范免疫措施

（一）基本要求

按照国家和当地布病免疫政策要求做好布病免疫工作，免疫县非免疫场和非免疫县免疫场应按相关规定及时报备。科学选择疫苗，规模场实行程序免疫，散养户实行春秋两季集中免疫。确保畜群应免尽免，强化免疫人员个人防护，做好免疫记录和档案。对实施布病免疫的场户，应及时开展免疫后抗体监测，确保免疫质量和密度。

（二）推荐免疫程序

1. 羊免疫程序

（1）布鲁氏菌活疫苗（S2株）：推荐皮下或肌肉注射免疫，口服（灌服）免疫也可，不推荐饮水免疫。口服（灌服）免疫可用于孕畜（包括牛），注射免疫不能用于孕畜（包括牛），小尾寒羊、湖羊等四季配种产羔的羊种慎用。每年对3—4月龄健康羔羊实施免疫，以后每年可视免疫效果加强免疫一次。对于调入调出羊只频繁的育肥场（户）、阳性率较高的自繁自养场（户）剔除阳性家畜后，可每年春季或秋季对所有存栏羊只实施整群免疫。

（2）布鲁氏菌基因缺失活疫苗（M5−90Δ26株）或布鲁氏菌活疫苗（M5株）：用于3月龄以上的羊免疫，母羊可在配种前2—3月期间接种，腿部或颈部皮下注射。以后每年接种一次。不可用于孕畜。

2. 牛免疫程序

布鲁氏菌基因缺失活疫苗（A19-ΔVirB12株）或布鲁氏菌活疫苗（A19株）：3—8月龄牛免疫，皮下注射，必要时可在12—13月龄（即第1次配种前一个月）再低剂量接种1次；以后可根据牛群布病流行情况决定是否再进行接种。不可用于孕畜。

3. 其他动物免疫程序

骆驼和牦牛参照牛的免疫程序执行。

（三）免疫接种

1. 免疫时间

免疫应尽可能避开高温季节、湿热天气、刮风和怀孕、分娩高峰期。

2. 人员要求

免疫人员应掌握布病危害及防控、应急处置等相关专业知识，并能熟练操作。所有在场人员，包括保定人员、免疫操作人员、畜主、饲养员等均应站在上风向或动物侧面，做好个人防护。

3. 动物要求

动物免疫接种前、后3日内禁止使用抗生素。用保定绳、保定栏或分羊栏保定动物，使其头部和身体不能移动。

4. 免疫器械及消毒

口服免疫时使用已经消毒的布病疫苗专用全封闭式投药器或连续投药枪进行免疫；注射免疫应使用一次性注射器或连续注射器，可选择腿部内侧或颈部两侧进行皮下注射。

5. 免疫前后消毒

免疫前应对场地进行全面压尘消毒；免疫结束后对场地、设施设备、人员、防护用品及疫苗瓶等进行及时消毒和无害化处理。

6. 疫苗保存和使用

疫苗全程冷链运输低温保存。严格按照疫苗说明书要求配制、稀释和使用。

疫苗开启后，限当日使用，确保疫苗效力。

（四）应急处置

1. 应激反应的处置

免疫后如动物出现体温升高、饮食欲减退等应激反应，一般无需处理，在3日内可自行恢复正常；严重者可注射肾上腺素、地塞米松等药物，并采取辅助治疗措施。

2. 疫苗泄漏的处置

免疫过程中，如有划伤、疫苗喷出或泄露，及时对人员进行消毒，轻微伤口立即自行冲洗，并及时就医。对环境、器械等进行彻底消毒。

三、畜间布病监测

（一）动物疫病预防控制机构监测

动物疫病预防控制机构按照《国家动物疫病监测与流行病学调查计划》要求，规范开展家畜布病监测。对于免疫群，需要记录背景信息（包括动物种类、年龄、免疫时间、免疫途径、疫苗名称、疫苗厂家、调运情况等），牛免疫 A19 疫苗12个月后、羊免疫 S2疫苗6个月后，可按监测要求进行疫病监测。对非免疫群，对大于2岁的所有牛群和大于6月龄的所有羊群，可按监测要求进行疫病监测。

（二）养殖场户监测

养殖场（户）要严格落实动物防疫主体责任，做好日常巡查，积极配合当地动物疫病预防控制机构做好布病监测工作。有条件的场户，可自行或委托兽医社会化服务组织对本场开展布病监测。

四、畜间疫情报告和处置

（一）疫情报告

规模养殖场（户）制定布病疫情报告和应急处置预案，当发生疑似病例时，根据规定向所在地农业农村主管部门或动物疫病预防控制机构报告。散养户发现流产等疑似病例时，及时报告村级防疫员或乡镇动物防疫人员，由其向当地动物疫病预防控制机构报告，或直接报告当地动物疫病预防控制机构。

（二）疫情处置

接到报告后，相关机构应及时派专业技术人员到现场进行诊断和流行病学调查。确认畜间布病疫情的，按《布鲁氏菌病防治技术规范》要求严格处置，扑杀患病动物。开展流行病学调查，隔离饲养同群畜和有流行病学关联的畜群，加强临床排查，必要时开展应急监测。连续2次间隔30天检测为阴性的，解除隔离。

（三）隔离阳性动物

在养殖场生产区域下风口用2道栅栏或实体围墙隔离，设置阳性动物隔离区，与健康牛羊舍保持至少5米距离。隔离区内工作人员、车辆、用具等要相对固定，进出口设置专门消毒设施，对进出的人员和车辆等进行严格消毒。奶畜隔离区配备专门的挤奶设备和全密封巴氏高温杀菌设备，分区挤奶并对阳性动物产的鲜奶进行巴氏高温杀菌。

（四）无害化处理

按照病死及病害动物无害化处理相关技术规范要求，或按照地方兽医管理部门规定，对病死、扑杀牛羊进行无害化处理，对日常检疫中发现的患病牛羊及其流产胎儿、胎衣、排泄物、乳、乳制品等进行严格彻底的无害化处理，对患病动物污染的场所、用具、物品严格进行消毒。由无害化处理公司统一处理的，一律收集后交由其进行处理；无统一处理条件的，设立专门的无害化处理池。污染的饲料、垫料和阳性动物粪便等，可采取深埋发酵或焚烧的方式无害化处理。

（五）实行彻底消毒

对阳性动物污染的牛羊舍、运动场、挤奶厅、运输设备、用具、物品等，要每天至少2次严格消毒，持续2周以上。阳性动物隔离区每天至少全面彻底消毒2次，直到隔离的阳性动物全部处置完毕为止。牛羊产后要对产房进行全面彻底消毒，对流产物污染的地方进行严格彻底消毒。

五、开展布病净化和无疫建设

（一）开展布病场群净化和无疫建设

牛羊养殖场依据《动物疫病净化场评估技术规范》《无布鲁氏菌病小区标准》等技术指导文件，在各级动物疫病预防控制机构和相关机构的指导和帮助下，针对本场布病本底调查情况，并考虑自身条件和本场实际，"一场一册"制定相应净化或无疫小区建设方案。建立完善的防疫和生产管理等制度，优化生产结构和建筑设计布局，构建可靠的生物安全防护体系。采取严格的生物安全措施，加强人流、物流管控，实行"自繁自养"生产模式，降低疫病水平传播风险。强化对引入种用动物和本场留种动物监测，降低疫病垂直传播风险。持续开展病原学监测和感染抗体监测，通过淘汰带菌动物、分群饲养等方法建立健康动物群，以布病阴性的生产核心群为基础，逐步扩大健康群，最终实现全场净化和无疫。

（二）开展布病区域净化和无疫建设

有条件的地区，可集中连片推进布病场群净化或无疫小区建设，以点带面，积极推广疫病监测、风险评估、分级防控、调运监管、生物安全管理等布病区域净化技术，在区域内开展本底调查和风险评估，制定实施监测净化或无疫建设方案，建立区域生物安全综合防控体系，强化家畜流动监管措施，统筹规模场和散养户，统筹畜间防控和人间防控，推进区域内养殖、运输、屠宰全链条防控，全方位强化区域内布病系统治理水平，实现区域布病净化和无疫。

六、及时清理和消毒

（一）环境清理

保持场区内雨水沟通畅，无淤积物堵塞，及时清理粪污等异物。圈舍内定期更换垫料，及时更换饮水，清理剩草料和粪便。清理青贮窖周围积水，保持青贮窖排水沟通畅。粪污存放地点应防雨、防渗漏、防溢流，保持粪堆规整，易于覆膜发酵，周边无散落粪便。生活区内垃圾定点存放，并集中处理。开展预防性灭蚊蝇、灭鼠工作。不散养犬猫等其他动物。

（二）环境消毒

圈舍用1：400氯制剂喷雾消毒或无家畜时用2%—3%的火碱消毒，日常每周2次，疫情发生时每天2次。场区、运动场、主干道及粪场用3%火碱喷洒消毒，每周2次。产房每次使用后立即用2%—3%火碱或1：400氯制剂进行消毒，生产用具用1：400氯制剂浸泡或喷洒消毒。饲槽水槽用1：400氯制剂清洗消毒，每周2次。隔离舍、装卸台、磅秤及周转区周围环境，在每次畜群流动前后，用2%—3%的火碱或1：400氯制剂消毒1次。进场车辆用1：400氯制剂喷雾消毒。更衣室用1：800氯制剂每天消毒1次，下班后用紫外线进行消毒。奶畜场挤奶厅每天消毒1次。

七、严格报检和检疫

（一）落实动物检疫申报制度

1. 出售牛羊等易感动物及其产品

出售或者运输牛羊等易感动物及其产品的，货主或养殖者应当提前三天向所在地动物卫生监督机构申报检疫。

2. 屠宰牛羊等易感动物

屠宰牛羊等易感动物的，应当提前六小时向所在地动物卫生监督机构申报检疫；急宰的，可以随时申报。

3. 向无疫区输入牛羊等易感动物及其产品

向牛羊无规定动物疫病区输入牛羊等易感动物及其产品，货主除按上述要求向输出地动物卫生监督机构申报检疫外，还应当在启运三天前向输入地动物卫生监督机构申报检疫。输入易感动物的，向输入地隔离场所在地动物卫生监督机构申报；输入易感动物产品的，在输入地省级动物卫生监督机构指定的地点申报。

4. 落地报告

购入活畜要进行落地报告，告知当地动物卫生监督机构。购入种用、乳用动物在当地隔离场或者饲养场内隔离饲养30天，经布病复检结果为阴性的方可合群饲养。购入其他布病易感动物的，确保无布病感染后方可合群饲养。

（二）严格实施动物检疫工作

动物卫生监督机构接到检疫申报后，应当及时对申报材料进行审查。申报材料齐全的，予以受理。受理申报后，动物卫生监督机构应当指派官方兽医实施检疫，可以安排协检人员协助官方兽医到现场或指定地点核实信息，开展临床健康检查。官方兽医严格按照《动物检疫管理办法》做好相应的产地检疫、屠宰检疫、进入牛羊无规定动物疫病区的动物检疫等工作，经检疫符合规定的，出具动物检疫证明。

八、加强生物安全管理

（一）配备生物安全硬件设施设备

养殖者要树立生物安全防护意识，规模场区入口应设置车辆消毒池、覆盖全车的消毒设施以及人员消毒设施。场区内的区域按生物安全风险等级实施分区管理，办公区、生活区、生产区、粪污处理区、病死动物无害化（暂存）处理区应严格分开。生产区距离其他功能区50米以上或通过物理屏障有效隔离，生产区入口应设置人员消毒、淋浴、更衣设施。不同生物安全风险等级的区域之间应设立跨区通道，并配备相应的清洗消毒等生物安全防护设施设备。散养户周围应建有围墙、网围栏等物理屏障，并实行人畜分离。

（二）健全生物安全管理体系和制度

按照防疫要求对畜群开展健康状况分析、疫病监测、废弃物处理及风险评估，严格执行各项生物安全措施。加强车辆、人员、饲料、饲草、兽药和其他投入品入场管理，制定科学合理的卫生防疫制度和布病防控应急预案，规模养殖场（户）应设立配套兽医室，配备与生产规模相适应的动物防疫技术人员，中小养殖场（户）可委托兽医社会化服务组织、乡村兽医等提供技术服务。

九、做好人员防护

（一）总体要求

工作中应注意个人卫生，勤洗手消毒，禁止吸烟、吃零食，合理佩戴防护用品。工作完成后，先用消毒水洗手，再用肥皂和清水冲洗。工作场地应及时清扫消毒。皮肤、手臂如有刮伤、破损，要及时冲洗消毒、包扎。入职前要体检，必要时留存本底血清，上岗前开展职业防护教育。每年要定期进行健康检查，发现患有布病的应调离岗位，及时治疗。

（二）饲养饲喂人员

进入圈舍须佩戴口罩、穿戴工作服、胶鞋、手套等防护用品，防止吸入含菌灰尘，避免直接接触病畜及其排泄物、分泌物。进行消毒的工作人员必须做好个人防护，佩戴齐全护目镜、口罩、手套等防护用品。

（三）产房工作人员

处理难产、流产和病畜的排泄物、分泌物、胎盘、死胎及接生过程，需穿防护服、戴手套和护目镜，禁止赤手接产及直接接触流产胎儿等。工作结束后应及时洗手、洗脸，工作场地要及时清扫、消毒，对使用的防护装备也要进行消毒。

（四）配种、剪毛、挤奶等人员

工作时必须穿工作服和工作鞋，戴好乳胶手套、口罩、帽子，工作结束后必须洗手，注意个人卫生。工作场所如有定向气流，人应该选择在上风向工作。

（五）从事实验室检测人员

按照相应生物安全级别的实验室防护要求，佩戴人员防护用品，执行各项消毒规定。

（六）动物疫病防治人员

在开展免疫、采样、保定、扑杀、无害化处理等工作时应佩戴口罩、乳胶手套（长臂乳胶手套）、防护帽、护目镜、防护服、防水长筒胶靴等人员防护用品。工作结束后对全身进行消毒，对一次性防护用品进行无害化处理，重复使用的防护用品做彻底消毒处理。

十、强化宣传教育

（一）加强健康教育

加强对职业人群的健康教育。对养殖场（户）相关人员，挤奶、接产、诊疗人员，屠宰和畜产品加工人员，实验室诊断检测人员等高危职业人员进行防控知识宣传，养殖场（户）落实防疫主体责任，相关从业者严格执行个人防护制度，采取防护措施，避免人员感染。

（二）加强宣传培训

1. 加强防治技术培训

加强布病防疫人员技术培训，基层防疫人员应熟练掌握采血、免疫、消毒、检测、个人防护等防治技术要点，指导养殖场（户）做好各项防控工作。

2. 推广健康养殖行为

倡导人畜分居，不要在居室内饲养家畜，不用人用碗盆喂养家畜，不和牛犊和羊羔玩耍。开展人居环境整治，提升散养户院落整洁度，推行畜禽粪便、病死动物集中存放集中处理，引导开展规范化、标准化家庭养殖，减少环境污染和疫病传播风险。

3. 培养健康习惯

培养健康饮食习惯和良好个人卫生习惯，不吃不清洁的食物，饭前洗手，不喝生水。家庭用的菜刀、菜案，要生熟分开；切生肉的刀、案，要用热水消毒，避免污染其他餐具。倡导不食用病死家畜肉、不喝未经加热煮沸的生鲜奶、不吃生肉等健康饮食习惯，不购买、出售、食用现挤的牛羊奶。

十一、人间布病监测

（一）病例监测

1. 从业人员自我监测

从业人员如有持续数日的发热（包括低热）、乏力、多汗、关节和肌肉疼痛等表现，应怀疑是否得布病，及时就医，并告知医生有病畜或者疑似病畜接触史。若确诊为布病，应按医嘱规范、足疗程服药，按时复查，在医生判断治愈后方可停药、避免慢性化危害。确诊布病后，应提醒有病畜或疑似病畜接触史的家人、亲友和同事，如有上述布病可疑症状及时就诊；配合疾控机构完成个案流行病学调查。

2. 医疗卫生机构诊断与报告

各级各类医疗卫生机构、疾病预防控制机构按照我国《布鲁氏菌病诊断标准》对病例进行诊断，发现病例（包括疑似病例、临床病例和实验室确诊病例）后，应当于24小时内进行网络直报。

3. 疾控机构开展个案流调

县（区）级疾病预防控制机构，在接到辖区内的病例报告后，要在24小时内完成报告卡审核，对临床诊断病例和确诊病例进行个案流行病学调查，按照我国人间布病监测方案要求填写《布病病例个案调查表》，主要调查感染来源，发现暴发线索，尤其食源性暴发，及时调查处置。

4. 突发公共卫生事件信息报告

饲养场、家畜集散市场、屠宰加工厂等单位和各级各类医疗卫生机构发现人间布病暴发疫情或其他突发公共卫生事件信息时，应按规定及时向当地县（区）级疾病预防控制机构报告。

（二）监测点强化监测

疾病预防控制机构按照《全国布鲁氏菌病监测工作方案》要求，在监测点强化人间布病监测，并开展重点职业人群血清学监测、病原学监测和畜间疫情收集工作。

十二、人间布病疫情调查和处置

（一）疫情调查和处置

疾病预防控制机构对发现的人间布病暴发或新发疫情开展流行病学调查，对病例的传染来源、暴露因素、生产和生活环境开展调查。按照《布鲁氏菌病诊断标准》规定的疑似病例定义开展病例搜索。搜索范围为首发病例发病前三周至调查之日内，接触过可疑病畜或畜产品，或暴露于可能被传染源污染的环境的人群。对搜索到的疑似病例应及时采样，进行布病血清学检测。对暴发疫情、新发疫情及其他突发公共卫生事件涉及的病例及对可疑的传播因子均开展病原学检测。

联合动物疫病预防控制机构及时汇总有关调查信息，分析疫情特征，确定造成本次疫情的传染源、传播方式和途径，追溯致病畜群或畜产品的来源，开展风险评估，提出处理建议。

（二）病例救治

布病病例治疗原则是早期、联合、足量、足疗程用药，必要时延长疗程，以防止复发及慢性化。常用多西环素联合利福平或链霉素，有并发症的患者叠加使用三代头孢类或喹诺酮类抗生素。儿童可使用利福平联合复方新诺明儿科悬液治疗；8岁以上儿童治疗药物选择同成年人。妊娠12周内选用利福平联合三代头孢菌素类治疗，妊娠12周以上可使用利福平联合复方新诺明治疗。具体参照《布鲁氏菌病诊疗指南（试行）》。布病病例无需隔离治疗。

十三、联防联控

各级动物疫病预防控制机构和疾病预防控制机构建立布病联防联控机制，相互通报疫情信息，根据防控工作实际需要，联合处置疫情和开展流行病学调查，联合开展布病防治知识宣传教育，重点指导高危人群做好个人防护、及时就诊、正确处理病畜及其产品。密切配合当地宣传部门做好媒体风险沟通，避免群众恐慌，加强防护意识，减少舆情风险。

中国动物疫病预防控制中心
中国疾病预防控制中心
2022年12月29日

附录六

牛结核病防治技术规范

来源：农业农村部畜牧兽医局

牛结核病（Bovine Tuberculosis）是由牛型结核分枝杆菌（Mycobacterium bovis）引起的一种人兽共患的慢性传染病，我国将其列为二类动物疫病。

为了预防、控制和净化牛结核病，根据《中华人民共和国动物防疫法》及有关的法律法规，特制定本规范。

1. 适用范围

本规范规定了牛结核病的诊断、疫情报告、疫情处理、防治措施、控制和净化标准。

本规范适用于中华人民共和国境内从事饲养、生产、经营牛及其产品，以及从事相关动物防疫活动的单位和个人。

2. 诊断

2.1 流行特点

本病奶牛最易感，其次为水牛、黄牛、牦牛。人也可被感染。结核病病牛是本病的主要传染源。牛型结核分枝杆菌随鼻汁、痰液、粪便和乳汁等排出体外，健康牛可通过被污染的空气、饲料、饮水等经呼吸道、消化道等途径感染。

2.2 临床特征：

潜伏期一般为3~6周，有的可长达数月或数年。

临床通常呈慢性经过，以肺结核、乳房结核和肠结核最为常见。

肺结核：以长期顽固性干咳为特征，且以清晨最为明显。患畜容易疲劳，逐渐消瘦，病情严重者可见呼吸困难。

乳房结核：一般先是乳房淋巴结肿大，继而后方乳腺区发生局限性或弥漫性硬结，硬结无热无痛，表面凹凸不平。泌乳量下降，乳汁变稀，严重时乳腺萎缩，泌乳停止。

肠结核：消瘦，持续下痢与便秘交替出现，粪便常带血或脓汁。

2.3 病理变化：

在肺脏、乳房和胃肠黏膜等处形成特异性白色或黄白色结节。结节大小不一，切面干酪样坏死或钙化，有时坏死组织溶解和软化，排出后形成空洞。胸膜和肺膜可发生密集的结核结节，形如珍珠状。

2.4 实验室诊断

2.4.1 病原学诊断

采集病牛的病灶、痰、尿、粪便、乳及其他分泌物样品，作抹片或集菌处理（见附件）后抹片，用抗酸染色法染色镜检，并进行病原分离培养和动物接种等试验。

2.4.2 免疫学试验

牛型结核分枝杆菌 PPD（提纯蛋白衍生物）皮内变态反应试验（即牛提纯结核菌素皮内变态反应试验）（见 GB/T 18646）。

2.5 结果判定

本病依据流行病学特点、临床特征、病理变化可做出初步诊断。确诊需进一步做病原学诊断或免疫学诊断。

2.5.1 分离出结核分枝杆菌（包括牛结核分枝杆菌、结核分枝杆菌）判为结核病牛。

2.5.2 牛型结核分枝杆菌 PPD 皮内变态反应试验阳性的牛，判为结核病牛。

3. 疫情报告

3.1 任何单位和个人发现疑似病牛，应当及时向当地动物防疫监督机构报告。

3.2 动物防疫监督机构接到疫情报告并确认后，按《动物疫情报告管理办法》及有关规定及时上报。

4．疫情处理

4.1　发现疑似疫情，畜主应限制动物移动；对疑似患病动物应立即隔离。

4.2　动物防疫监督机构要及时派员到现场进行调查核实，开展实验室诊断。确诊后，当地人民政府组织有关部门按下列要求处理：

4.2.1　扑杀

对患病动物全部扑杀。

4.2.2　隔离

对受威胁的畜群（病畜的同群畜）实施隔离，可采用圈养和固定草场放牧两种方式隔离。

隔离饲养用草场，不要靠近交通要道，居民点或人畜密集的地区。场地周围最好有自然屏障或人工栅栏。

对隔离畜群的结核病净化，按本规范5.5规定进行。

4.2.3　无害化处理

病死和扑杀的病畜，要按照 GB　16548—1996《畜禽病害肉尸及其产品无害化处理规程》进行无害化处理。

4.2.4　流行病学调查及检测

开展流行病学调查和疫源追踪；对同群动物进行检测。

4.2.5　消毒

对病畜和阳性畜污染的场所、用具、物品进行严格消毒。

饲养场的金属设施、设备可采取火焰、熏蒸等方式消毒；养畜场的圈舍、场地、车辆等，可选用2%烧碱等有效消毒药消毒；饲养场的饲料、垫料可采取深埋发酵处理或焚烧处理；粪便采取堆积密封发酵方式，以及其他相应的有效消毒方式。

4.2.6　发生重大牛结核病疫情时，当地县级以上人民政府应按照《重大动物疫情应急条例》有关规定，采取相应的疫情扑灭措施。

5．预防与控制

采取以"监测、检疫、扑杀和消毒"相结合的综合性防治措施。

5.1 监测

监测对象：牛

监测比例为：种牛、奶牛100%，规模场肉牛10%，其他牛5%，疑似病牛100%。如在牛结核病净化群中（包括犊牛群）检出阳性牛时，应及时扑杀阳性牛，其他牛按假定健康群处理。

成年牛净化群每年春秋两季用牛型结核分枝杆菌PPD皮内变态反应试验各进行一次监测。初生牛，应于20日龄时进行第一次监测。并按规定使用和填写监测结果报告，及时上报。

5.2 检疫

异地调运的动物，必须来自于非疫区，凭当地动物防疫监督机构出具的检疫合格证明调运。

动物防疫监督机构应对调运的种用、乳用、役用动物进行实验室检测。检测合格后，方可出具检疫合格证明。调入后应隔离饲养30 d，经当地动物防疫监督机构检疫合格后，方可解除隔离。

5.3 人员防护

饲养人员每年要定期进行健康检查。发现患有结核病的应调离岗位，及时治疗。

5.4 防疫监督

结核病监测合格应为奶牛场、种畜场《动物防疫合格证》发放或审验的必备条件。动物防疫监督机构要对辖区内奶牛场、种畜场的检疫净化情况监督检查。

鲜奶收购点（站）必须凭奶牛健康证明收购鲜奶。

5.5 净化措施

被确诊为结核病牛的牛群（场）为牛结核病污染群（场），应全部实施牛结核病净化。

5.5.1 牛结核病净化群（场）的建立

5.5.1.1 污染牛群的处理：应用牛型结核分枝杆菌PPD皮内变态反应试验对该牛群进行反复监测，每次间隔3个月，发现阳性牛及时扑杀，并按照本规范

4规定处理。

5.5.1.2 犊牛应于20日龄时进行第一次监测，100～120日龄时，进行第二次监测。凡连续两次以上监测结果均为阴性者，可认为是牛结核病净化群。

5.5.1.3 凡牛型结核分枝杆菌PPD皮内变态反应试验疑似反应者，于42 d后进行复检，复检结果为阳性，则按阳性牛处理；若仍呈疑似反应则间隔42 d再复检一次，结果仍为可疑反应者，视同阳性牛处理。

5.5.2 隔离

疑似结核病牛或牛型结核分枝杆菌PPD皮内变态反应试验可疑畜须隔离复检。

5.5.3 消毒

5.5.3.1 临时消毒：奶牛群中检出并剔出结核病牛后，牛舍、用具及运动场所等按照4.2.5规定进行紧急处理。

5.5.3.2 经常性消毒：饲养场及牛舍出入口处，应设置消毒池，内置有效消毒剂，如3%～5%来苏儿溶液或20%石灰乳等。消毒药要定期更换，以保证一定的药效。牛舍内的一切用具应定期消毒；产房每周进行一次大消毒，分娩室在临产牛生产前及分娩后各进行一次消毒。

附录七

样品集菌方法

来源：农村农业部畜牧兽医局

痰液或乳汁等样品，由于含菌量较少，如直接涂片镜检往往是阴性结果。此外，在培养或作动物实验时，常因污染杂菌生长较快，使病原结核分枝杆菌被抑制。下列几种消化浓缩方法可使检验标本中蛋白质溶解、杀灭污染杂菌，而结核分枝杆菌因有蜡质外膜而不死亡，并得到浓缩。

1. **硫酸消化法**

用4%～6%硫酸溶液将痰、尿、粪或病灶组织等按1∶5之比例加入混合，然后置37℃作用1～2h，经3 000～4 000 rpm 离心30 min，弃上清，取沉淀物涂片镜检、培养和接种动物。也可用硫酸消化浓缩后，在沉淀物中加入3%氢氧化钠中和，然后抹片镜检、培养和接种动物。

2. **氢氧化钠消化法**

取氢氧化钠35～40 g，钾明矾2 g，溴麝香草酚蓝20 mg（预先用60%酒精配制成0.4%浓度，应用时按比例加入），蒸馏水1 000 ml 混合，即为氢氧化钠消化液。

将被检的痰、尿、粪便或病灶组织按1∶5的比例加入氢氧化钠消化液中，混匀后，37℃作用2～3 h，然后无菌滴加5%～10%盐酸溶液进行中和，使标本的pH 调到6.8左右（此时显淡黄绿色），以3 000～4 000 rpm 离心15～20 min，弃上清，取沉淀物涂片镜检、培养和接种动物。

在病料中加入等量的4%氢氧化钠溶液，充分振摇5～10 min，然后用3 000 rpm 离心15～20 min，弃上清，加1滴酚红指示剂于沉淀物中，用2N 盐酸中和至淡红色，然后取沉淀物涂片镜检、培养和接种动物。

在痰液或小脓块中加入等量的1%氢氧化钠溶液，充分振摇15 min，然后用3 000 rpm 离心30 min，取沉淀物涂片镜检、培养和接种动物。

对痰液的消化浓缩也可采用以下较温和的处理方法：取1N（或4%）氢氧化钠水溶液50 mL，0.1 mol/ 枸橼酸钠50 mL，N− 乙酰 −L− 半胱氨酸0.5 g，混合。取痰一份，加上述溶液2份，作用24～48 h，以3 000 rpm 离心15 min，取沉淀物涂片镜检、培养和接种动物。

3. 安替福民（Antiformin）沉淀浓缩法

溶液 A：碳酸钠12 g、漂白粉8 g、蒸馏水80 mL。

溶液 B：氢氧化钠15 g、蒸馏水85 mL。

应用时 A、B 两液等量混合，再用蒸馏水稀释成15%～20%后使用，该溶液须存放于棕色瓶内。

将被检样品置于试管中，加入3～4倍量的15%～20%安替福民溶液，充分摇匀后37 ℃作用1 min，加1~2倍量的灭菌蒸馏水，摇匀，3 000～4 000 rpm 离心20～30 min，弃上清沉淀物加蒸馏水恢复原量后再离心一次，取沉淀物涂片镜检、培养和接种动物。

附录八

炭疽防治技术规范

来源：农业农村部畜牧兽医局

炭疽（Anthrax）是由炭疽芽孢杆菌引起的一种人畜共患传染病。世界动物卫生组织（OIE）将其列为必须报告的动物疫病，我国将其列为二类动物疫病。

为预防和控制炭疽，依据《中华人民共和国动物防疫法》和其他相关法律法规，制定本规范。

1. 适用范围

本规范规定了炭疽的诊断、疫情报告、疫情处理、防治措施和控制标准。

本规范适用于中华人民共和国境内一切从事动物饲养、经营及其产品的生产、经营的单位和个人，以及从事动物防疫活动的单位和个人。

2. 诊断

依据本病流行病学调查、临床症状，结合实验室诊断结果做出综合判定。

2.1 流行特点

本病为人畜共患传染病，各种家畜、野生动物及人对本病都有不同程度的易感性。草食动物最易感，其次是杂食动物，再次是肉食动物，家禽一般不感染。人也易感。

患病动物和因炭疽而死亡的动物尸体以及污染的土壤、草地、水、饲料都是本病的主要传染源，炭疽芽孢对环境具有很强的抵抗力，其污染的土壤、水源及场地可形成持久的疫源地。本病主要经消化道、呼吸道和皮肤感染。

本病呈地方性流行。有一定的季节性，多发生在吸血昆虫多、雨水多、洪水泛滥的季节。

2.2 临床症状

2.2.1 本规范规定本病的潜伏期为20 d。

2.2.2 典型症状

本病主要呈急性经过，多以突然死亡、天然孔出血、尸僵不全为特征。

牛：体温升高常达41 ℃以上，可视黏膜呈暗紫色，心动过速、呼吸困难。呈慢性经过的病牛，在颈、胸前、肩胛、腹下或外阴部常见水肿；皮肤病灶温度增高，坚硬，有压痛，也可发生坏死，有时形成溃疡；颈部水肿常与咽炎和喉头水肿相伴发生，致使呼吸困难加重。急性病例一般经24～36 h后死亡，亚急性病例一般经2～5 d后死亡。

马：体温升高，腹下、乳房、肩及咽喉部常见水肿。舌炭疽多见呼吸困难、发绀；肠炭疽腹痛明显。急性病例一般经24～36 h后死亡，有炭疽痈时，病程可达3～8 d。

羊：多表现为最急性（猝死）病症，摇摆、磨牙、抽搐，挣扎、突然倒毙，有的可见从天然孔流出带气泡的黑红色血液。病程稍长者也只持续数小时后死亡。

猪：多为局限性变化，呈慢性经过，临床症状不明显，常在宰后见病变。

犬和其他肉食动物临床症状不明显。

2.3 病理变化

死亡患病动物可视黏膜发绀、出血。血液呈暗紫红色，凝固不良，黏稠似煤焦油状。皮下、肌间、咽喉等部位有浆液性渗出及出血。淋巴结肿大、充血，切面潮红。脾脏高度肿胀，达正常数倍，脾髓呈黑紫色。

严禁在非生物安全条件下进行疑似患病动物、患病动物的尸体剖检。

2.4 实验室诊断

实验室病原学诊断必须在相应级别的生物安全实验室进行。

2.4.1 病原鉴定

2.4.1.1 样品采集、包装与运输

按照 NY／T　561 2.1.2、4.1、5.1执行。

2.4.1.2 病原学诊断

炭疽的病原分离及鉴定（见 NY/T 561）。

2.4.2 血清学诊断

炭疽沉淀反应（见 NY/T 561）。

2.4.3 分子生物学诊断

聚合酶链式反应（PCR）（见附件1）。

3. 疫情报告

3.1 任何单位和个人发现患有本病或者疑似本病的动物，都应立即向当地动物防疫监督机构报告。

3.2 当地动物防疫监督机构接到疫情报告后，按国家动物疫情报告管理的有关规定执行。

4. 疫情处理

依据本病流行病学调查、临床症状，结合实验室诊断作出的综合判定结果可作为疫情处理依据。

4.1 当地动物防疫监督机构接到疑似炭疽疫情报告后，应及时派员到现场进行流行病学调查和临床检查，采集病料送符合规定的实验室诊断，并立即隔离疑似患病动物及同群动物，限制移动。

对病死动物尸体，严禁进行开放式解剖检查，采样时必须按规定进行，防止病原污染环境，形成永久性疫源地。

4.2 确诊为炭疽后，必须按下列要求处理。

4.2.1 由所在地县级以上兽医主管部门划定疫点、疫区、受威胁区。

疫点：指患病动物所在地点。一般是指患病动物及同群动物所在畜场（户组）或其他有关屠宰、经营单位。

疫区：指由疫点边缘外延3公里范围内的区域。在实际划分疫区时，应考虑当地饲养环境和自然屏障（如河流、山脉等）以及气象因素，科学确定疫区范围。

受威胁区：指疫区外延5公里范围内的区域。

4.2.2 本病呈零星散发时，应对患病动物作无血扑杀处理，对同群动物立即进行强制免疫接种，并隔离观察20 d。对病死动物及排泄物、可能被污染饲料、污水等按附件2的要求进行无害化处理；对可能被污染的物品、交通工具、用具、动物舍进行严格彻底消毒（见附件2）。疫区、受威胁区所有易感动物进行紧急免疫接种。对病死动物尸体严禁进行开放式解剖检查，采样必须按规定进行，防止病原污染环境，形成永久性疫源地。

4.2.3　本病呈暴发流行时（1个县10 d内发现5头以上的患病动物），要报请同级人民政府对疫区实行封锁；人民政府在接到封锁报告后，应立即发布封锁令，并对疫区实施封锁。

疫点、疫区和受威胁区采取的处理措施如下：

4.2.3.1　疫点

出入口必须设立消毒设施。限制人、易感动物、车辆进出和动物产品及可能受污染的物品运出。对疫点内动物舍、场地以及所有运载工具、饮水用具等必须进行严格彻底的消毒。

患病动物和同群动物全部进行无血扑杀处理。其他易感动物紧急免疫接种。

对所有病死动物、被扑杀动物，以及排泄物和可能被污染的垫料、饲料等物品产品按附件2要求进行无害化处理。

动物尸体需要运送时，应使用防漏容器，须有明显标志，并在动物防疫监督机构的监督下实施。

4.2.3.2　疫区：交通要道建立动物防疫监督检查站，派专人监管动物及其产品的流动，对进出人员、车辆须进行消毒。停止疫区内动物及其产品的交易、移动。所有易感动物必须圈养，或在指定地点放养；对动物舍、道路等可能污染的场所进行消毒。

对疫区内的所有易感动物进行紧急免疫接种。

4.2.3.3　受威胁区：对受威胁区内的所有易感动物进行紧急免疫接种。

4.2.3.4　进行疫源分析与流行病学调查

4.2.3.5　封锁令的解除

最后1头患病动物死亡或患病动物和同群动物扑杀处理后20 d内不再出现新

的病例，进行终末消毒后，经动物防疫监督机构审验合格后，由当地兽医主管部门向原发布封锁令的机关申请发布解除封锁令。

4.2.4 处理记录

对处理疫情的全过程必须做好完整的详细记录，建立档案。

5. 预防与控制

5.1 环境控制

饲养、生产、经营场所和屠宰场必须符合《动物防疫条件审核管理办法》(农业部［2002］15号令)规定的动物防疫条件，建立严格的卫生(消毒)管理制度。

5.2 免疫接种

5.2.1 各省根据当地疫情流行情况，按农业部制定的免疫方案，确定免疫接种对象、范围。

5.2.2 使用国家批准的炭疽疫苗，并按免疫程序进行适时免疫接种，建立免疫档案。

5.3 检疫

5.3.1 产地检疫

按GB16549和《动物检疫管理办法》实施检疫。检出炭疽阳性动物时，按本规范4.2.2规定处理。

5.3.2 屠宰检疫

按NY467和《动物检疫管理办法》对屠宰的动物实施检疫。

5.4 消毒

对新老疫区进行经常性消毒，雨季要重点消毒。皮张、毛等按照附件2实施消毒。

5.5 人员防护

动物防疫检疫、实验室诊断及饲养场、畜产品及皮张加工企业工作人员要注意个人防护，参与疫情处理的有关人员，应穿防护服、戴口罩和手套，做好自身防护。

附录九

聚合酶链式反应（PCR）技术

来源：农村农业部畜牧兽医局

1. 试剂

1.1　消化液

1.1.1　1M 三羟甲基氨基甲烷 - 盐酸（Tris-HCl）（pH8.0）

三羟甲基氨基甲烷	12.11 g
灭菌双蒸水	80 mL
浓盐酸	调 pH 至8.0
灭菌双蒸水	加至100 mL

1.1.2　0.5M 乙二胺四乙酸二钠（EDTA）溶液（pH8.0）

二水乙二胺四乙酸二钠	18.61 g
灭菌双蒸水	80 mL
氢氧化钠	调 pH 至8.0
灭菌双蒸水	加至100 mL

1.1.3　20% 十二烷基磺酸钠（SDS）溶液（pH7.2）

十二烷基磺酸钠	20 g
灭菌双蒸水	80 mL
浓盐酸	调 pH 至7.2
灭菌双蒸水	加至100 mL

1.1.4　消化液配制

1M 三羟甲基氨基甲烷 - 盐酸（Tris-HCl）（pH8.0）	2 mL

0.5mol/L 乙二胺四乙酸二钠溶液（pH8.0）	0.4 mL
20% 十二烷基磺酸钠溶液（pH7.2）	5 mL
5M 氯化钠	4 mL
灭菌双蒸水	加至200 mL

1.2 蛋白酶 K 溶液

蛋白酶 K	5 g
灭菌双蒸水	加至250 mL

1.3 酚／氯仿／异戊醇混合液

碱性酚	25 mL
氯仿	24 mL
异戊醇	1 mL

1.4 2.5 mmol/LdNTP

dATP（100 mmol/L）	20 μL
dTTP（100 mmol/L）	20 μL
dGTP（100 mmol/L）	20 μL
dCTP（100 mmol/L）	20 μL
灭菌双蒸水	加至800 μL

1.5 8 pmol/ μL PCR 引物

上游引物ATXU（2OD）加入701 μL 灭菌双蒸水溶解，下游引物ATXD（2OD）加入697 μL 灭菌双蒸水溶解，分别取 ATXU、ATXD 溶液各300 μL，混匀即为 8pmol/ μL 扩增引物。

1.6 0.5单位 Taq DNA 聚合酶

5单位 Taq DNA 聚合酶	1 μL
灭菌双蒸水	加至10 μL

现用现配。

1.7 10×PCR 缓冲液

1.7.1 1mol/L 三羟甲基氨基甲烷－盐酸（Tris-HCl）（ pH9.0）

三羟基甲基氨基甲烷	15.8 g
灭菌双蒸水	80 mL
浓盐酸	调 pH 至9.0
灭菌双蒸水	加至100 mL

1.7.2 10倍 PCR 缓冲液

1 mol/L 三羟基甲基氨基甲烷－盐酸（Tris–HCl）（pH9.0）	1 mL
氯化钾	0.373 g
曲拉通 X–100	0.1 mL
灭菌双蒸水	加至100 mL

1.8 溴化乙啶（EB）溶液

| 溴化乙啶 | 0.2 g |
| 灭菌双蒸水 | 加至20 mL |

1.9 电泳缓冲液（50倍）

1.9.1 0.5mol/L 乙二胺四乙酸二钠（EDTA）溶液（pH8.0）

二水乙二胺四乙酸二钠	18.61 g
灭菌双蒸水	80 mL
氢氧化钠	调 pH 至8.0
灭菌双蒸水	加至100 mL

1.9.2 TAE 电泳缓冲液（50倍）

三羟基甲基氨基甲烷（Tris）	242 g
冰乙酸	57.1 mlL
0.5mol/L 乙二胺四乙酸二钠溶液（pH8.0）	100 mL
灭菌双蒸水	加至1 000 mL

用时用灭菌双蒸水稀释使用

1.10 1.5％琼脂糖凝胶

| 琼脂糖 | 3 g |
| TAE 电泳缓冲液（50倍） | 4 mL |

灭菌双蒸水   196 mL

微波炉中完全融化，加溴化乙啶（EB）溶液20 μL。

1.11 上样缓冲液

溴酚蓝0.2 g，加双蒸水10 mL过夜溶解。50 g蔗糖加入50 ml水溶解后，移入已溶解的溴酚蓝溶液中，摇匀定容至100 mL。

1.12 其他试剂

异丙醇（分析纯）

70% 乙醇

15 mmoL/L 氯化镁

灭菌双蒸水

2. 器材

2.1 仪器

分析天平、高速离心机、真空干燥器、PCR扩增仪、电泳仪、电泳槽、紫外凝胶成像仪（或紫外分析仪）、液氮或 −70 ℃冰箱、微波炉、组织研磨器、−20 ℃冰箱、可调移液器（2 μL、20 μL、200 μL、1000 μL）。

2.2 耗材

眼科剪、眼科镊、称量纸、20 mL 一次性注射器、1.5 mL 灭菌离心管、0.2 mL 薄壁 PCR 管、琼脂糖、500 mL 量筒、500 mL 锥形瓶、吸头（10 μL、200 μL、1000 μL）、灭菌双蒸水。

2.3 引物设计

根据 GenBank 上已发表的炭疽杆菌 POX1质粒序列，设计并合成了以下两条引物：

ATXU：5'–AGAATGTATCACCAGAGGC–3' ATXD：5'–GTTGTAGATTGGAGCCGTC–3'，此对引物扩增片段为394 bp。

2.4 样品的采集与处理

2.4.1 样品的采集

病死或扑杀的动物取肝脏或脾；待检的活动物，用注射器取血5～10 mL，

2~8℃保存，送实验室检测。

2.4.2 样品的处理

每份样品分别处理。

2.4.2.1 组织样品处理

称取待检病料0.2g，置研磨器中剪碎并研磨，加入2mL消化液继续研磨。取已研磨好的待检病料上清100μL加入1.5mL灭菌离心管中，再加入500μL消化液和10μL蛋白酶K溶液，混匀后，置55℃水浴中4~16h。

2.4.2.2 待检菌的处理

取培养获得的菌落，重悬于生理盐水中。取其悬液100μL加入1.5mL灭菌离心管中，再加入500μL消化液和10μL蛋白酶K溶液，混匀后，置55℃水浴中过夜。

2.4.2.3 全血样品处理

待血凝后取上清放于离心管中，4μ℃8000g离心5min，取上清100μL，加入500μL消化液和10μL蛋白酶K溶液，混匀后，置55℃水浴中过夜。

2.4.2.4 阳性对照处理

取培养的炭疽杆菌，重悬于生理盐水中。取其悬液100μL，置1.5mL灭菌离心管中，加入500μL消化液和10μL蛋白酶K溶液，混匀后，置55℃水浴中过夜。

2.4.2.5 阴性对照处理

取灭菌双蒸水100μL，置1.5mL灭菌离心管中，加入500μL消化液10μl蛋白酶K溶液，混匀后，置55℃水浴中过夜。

2.5 DNA模板的提取

2.5.1 取出已处理的样品及阴、阳对照，加入600μL酚/氯仿/异戊醇混合液，用力颠倒10次混匀，12000g离心10min。

2.5.2 取上清置1.5mL灭菌离心管中，加入等体积异丙醇，混匀，置液氮中3分钟。取出样品管，室温融化，15000rpm离心15min。

2.5.3 弃上清，沿管壁缓缓滴入1ml70%乙醇，轻轻旋转洗一次后倒掉，将离心管倒扣于吸水纸上1 min，真空抽干15 min（以无乙醇味为准）。

2.5.4 取出样品管，用50 μL灭菌双蒸水溶解沉淀，作为模板备用。

2.6 PCR扩增

总体积20 μL，取灭菌双蒸水8 μL，2.5 mmol/L dNTP、8 pmol/μL扩增引物、15 mmol/L氯化镁、10×PCR缓冲液、0.5单位TaqDNA聚合酶各2 μL，2 μL模板DNA。混匀，做好标记，加入矿物油20 μL覆盖（有热盖的自动DNA热循环仪不用加矿物油）。扩增条件为94 ℃ 3 min后，94 ℃ 30 s，58 ℃ 30 s，72 ℃ 30 s循环35次，72 ℃延伸5 min。

2.7 电泳

将PCR扩增产物15 μL混合3 μL上样缓冲液，点样于1.5%琼脂糖凝胶孔中，以5V/cm电压于1×TAE缓冲液中电泳，紫外凝胶成像仪下观察结果。

2.8 结果判定

在阳性对照出现394 bp扩增带、阴性对照无带出现（引物带除外）时，试验结果成立。被检样品出现394 bp扩增带为炭疽杆菌阳性，否则为阴性。

附录十

无害化处理

来源：农村农业部畜牧兽医局

1. 炭疽动物尸体处理

应结合远离人们生活、水源等因素考虑，因地制宜，就地焚烧。如需移动尸体，先用5％福尔马林消毒尸体表面，然后搬运，并将原放置尸地及尸体天然孔出血及渗出物用5％福尔马林浸渍消毒数次，在搬运过程中避免污染沿途路段。焚烧时将尸体垫起，用油或木柴焚烧，要求燃烧彻底。无条件进行焚烧处理时，也可按规定进行深埋处理。

2. 粪肥、垫料、饲料的处理

被污染的粪肥、垫料、饲料等，应混以适量干碎草，在远离建筑物和易燃品处堆积彻底焚烧，然后取样检验，确认无害后，方可用作肥料。

3. 房屋、厩舍处理

开放式房屋、厩舍可用5％福尔马林喷洒消毒三遍，每次浸渍2 h。也可用20％漂白粉液喷雾，200 ml/m²作用2 h。对砖墙、土墙、地面污染严重处，在离开易燃品条件下，亦可先用酒精或汽油喷灯地毯式喷烧一遍，然后再用5％福尔马林喷洒消毒三遍。

对可密闭房屋及室内橱柜、用具消毒，可用福尔马林熏蒸。在室温18 ℃条件下，对每25～30 m³空间，用10％浓甲醛液（内含37％甲醛气体）约4 000 ml，用电煮锅蒸4 h。蒸前先将门窗关闭，通风孔隙用高粘胶纸封严，工作人员戴专用防毒面具操作。密封8～12 h后，打开门窗换气，然后使用。

熏蒸消毒效果测定，可用浸有炭疽弱毒菌芽孢的纸片，放在含组氨酸的琼脂平皿上，待熏后取出置37℃培养24 h，如无细菌生长即认为消毒有效。

也可选择其他消毒液进行喷洒消毒，如4%戊二醛（pH 8.0～8.5）2 h浸洗、5%甲醛（约15%福尔马林）2 h、3% H_2O_2 2 h或过氧乙酸2 h。其中，H_2O_2和过氧乙酸不宜用于有血液存在的环境消毒；过氧乙酸不宜用于金属器械消毒。

4. 泥浆、粪汤处理

猪、牛等动物死亡污染的泥浆、粪汤，可用20%漂白粉液1份（处理物2份），作用2小时；或甲醛溶液50～100 ml/m³比例加入，每天搅拌1～2次，消毒4 d，即可撒到野外或田里，或掩埋处理（即作深埋处理）。

5. 污水处理

按水容量加入甲醛溶液，使其含甲醛液量达到5%，处理10小时；或用3%过氧乙酸处理4 h；或用氯胺或液态氯加入污水，于pH 4.0时加入有效氯量为4 mg/L，30 min可杀灭芽孢，一般加氯后作用2 h流放一次。

6. 土壤处理

炭疽动物倒毙处的土壤消毒，可用5%甲醛溶液500 ml/m²消毒三次，每次2 h，间隔1 h。亦可用氯胺或10%漂白粉乳剂浸渍2 h，处理2次，间隔1 h。亦可先用酒精或柴油喷灯喷烧污染土地表面，然后再用5%甲醛溶液或漂白粉乳剂浸渍消毒。

7. 衣物、工具及其他器具处理

耐高温的衣物、工具、器具等可用高压蒸汽灭菌器在121 ℃高压蒸汽灭菌1 h；不耐高温的器具可用甲醛熏蒸，或用5%甲醛溶液浸渍消毒。运输工具、家具可用10%漂白粉液或1%过氧乙酸喷雾或擦拭，作用1～2 h。凡无使用价值的严重污染物品可用火彻底焚毁消毒。

8. 皮、毛处理

皮毛、猪鬃、马尾的消毒，采用97%～98%的环氧乙烷、2%的 CO_2、1%的十二氟混合液体，加热后输入消毒容器内，经48 h渗透消毒，启开容器换气，检测消毒效果。但须注意，环氧乙烷的熔点很低（＜0℃），在空气中浓度超过3%，遇明火即易燃烧发生爆炸，必须低温保存运输，使用时应注意安全。

骨、角、蹄在制作肥料或其他原料前，均应彻底消毒。如采用121℃高压蒸汽灭菌；或5%甲醛溶液浸泡；或用火焚烧。